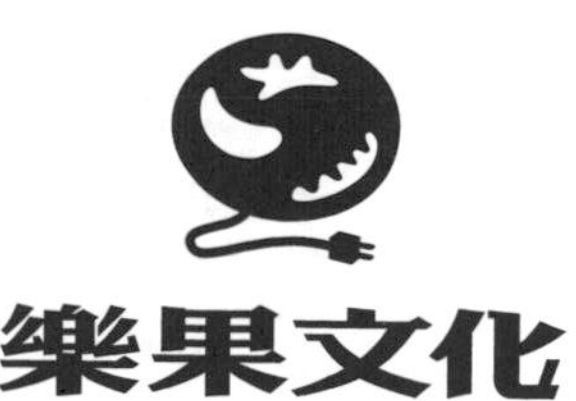
樂果文化

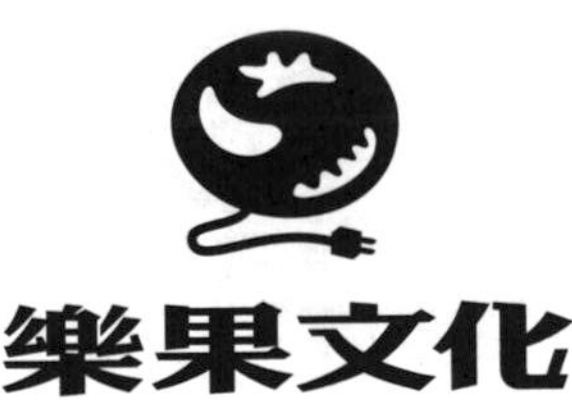
樂果文化

療病先療心，
癌症不等於死亡，恐懼癌症才是真正的絕症。

心法+心藥，
中西醫結合心理療法治腫瘤，用愛創造生命奇跡。

治癌，從心開始

【中西醫腫瘤防治心理錦囊】

李岩、何其梅 編著

序言

癌症自遠古到醫學昌明的現代，始終如隨影附形的惡魔，追噬狂虐人類的生命。跨越歷史一道道門檻荼害人們的健康，其殘忍程度隨世紀有增無減，不僅造成無數家破人亡的悲劇，更讓舉世醫學苦無徹底根治對策。

自成立「滅癌獻愛心」運動以來，在中、港、台三地中西醫癌症專家的支持，並承中國衛生部陳敏章部長的鼓勵，經二年來不懈的活動，本人已對推動抗癌慈善工作有更深的體認。

李岩教授是我認識中最熱忱於醫病濟世的治癌專家之一，他具有深厚的中西醫學理論基礎和臨床經驗，對中國傳統醫學潛研深究，尤對防治癌症之研究頗有心得。《治癌，從心開始》是李教授精心析論的傑作。當今癌疾爲害，掀起醫海諸學論濤，衆志皆在早克癌魔，本人衷心祈望，爲著對征服人類絕症的努力能提供積極的效應，並為解除世人的病苦如雷雨之後的麗日和風，帶給病者康復與幸福的契機。最後對李岩教授對醫學的辛勤奉獻表示敬意。

陳英傑

註：陳英傑先生係「香港泰山功德會」及「滅癌獻愛心」活動創辦人。

自序

自從一九九六年首度來台灣訪問，與台灣醫界同行就腫瘤與中西醫學結合進行癌症治療項目學術交流以來，我已多次接受台灣醫界同行之邀請，來台在彰化秀傳醫院，慈濟大學中醫學系等單位，就中西醫結合癌症治療交換做此經驗與心得，頗收教學相長之益處。

台灣真不愧其「寶島」之稱呼，人民相當友善、熱情、樂天知命，各地之名產小吃甚為豐富，身居寶島真有「口福」也。我數度駐台期間，除了忙碌於學術交流工作之餘，亦有幸在台灣友人陪同之下，在台灣各地走走，藉機了解台灣人樸素的生活百態，更品嚐各地的名產及小吃，調劑了我因工作帶來的疲憊。雖然我已年紀八旬，但仍很喜歡來台灣作學術交流，更喜歡在台灣各地串門走戶，體會台灣人的熱情。

近日，據台灣行政院衛生署公佈二〇一一年台灣十大死亡病因，癌症已三十年高居台灣人死亡首位，占總死亡人數之廿八％（死亡人數四萬二千五百五十九人），其中肺癌、肝癌、大腸癌分居癌症死亡前三名（分別死亡八千五百四十一人、八千零二十二人、四千九百二十一人），共死亡二萬一千四百八十四人，高居癌症死亡總人數的五〇．四八％。

然而癌症雖已成為世界上許多國家的第一死因，卻不是「絕症」。根據我行醫半世紀的經驗，其原則是：「無癌早防；有癌早治；治療徹底、預防復發和轉移。」

本書在台灣出版，希望能為台灣患者帶來實質上的幫助，並感謝樂果文化及台灣友人的辛勞。

李岩 二〇一二年六月

責編報告

行政院衛生署於二〇一二年五月二十五日公佈二〇一一年國人十大死因統計，台灣平均每三分二十七秒就有一人死亡，比去（二〇一〇）年快了十一秒，而且癌症（惡性腫瘤）已經連續三十年蟬聯國人十大死因的榜首。

去（二〇一〇）年國內每一百位死亡者，就有二十八人（二十八%）因癌症去世，共死亡四萬二千五百五十九人（男性占二萬七千零四十五人，女性有一萬五千五百十四人），男女之死亡比率為一．七四比一；即每十二分二十一秒就有一人因癌而死。相對於十大死因第二位的心臟疾病死亡一萬六千五百十三人（占總死亡率一〇，九%）癌症仍高出近一，六倍的死亡率。

國人十人癌症死因及死亡人數為：

一、肺癌（八五四一人）；二、肝癌（八〇二二人）；三、結腸直腸癌（即大腸癌，四九二一人）；四、口腔癌（二三〇八人）；五、胃癌（二二八八人）；六、乳癌

（一八五二人）；七、胰臟癌（一六〇七人）；八、食道癌（一四一五人）；九、攝護腺癌（一〇九六人）；十、非何杰金紙淋巴瘤（九七一人）。

二十一世紀的台灣，已完全邁入資本主義的「金錢至上論」和工業化的社會，大量的工業廢氣與廢水，由於政府管理機制的疏忽及廠商的浮濫排放，使台灣生態環境更形惡化，更降低了國人的生活品質與生活安全；市場上出現大量所謂「有機食品」與健康食品，其成效如何，猶待進一步檢視。

有幸與李岩教授結識，是在他一九九五年首度訪台的癌症學術交流會上，以後的十多年來，只見他風塵僕僕的往來在中港台與東南亞之間，只為推動癌症的中西醫聯合診治，企圖治癒與減輕癌症患者的用心，頗使患者動容。他雖高齡八旬，仍探索於「抗癌」路上，無倦容，真是現代之「仁心濟世」典範。

李岩教授治癌中醫系列的問世，將為國人帶來新的癌症預防與保健的觀念，期待對國人生活安全及生活品質的提升，有所助益。

廖為民

二〇一二年六月一日

作者介紹

李岩研究員、教授、主任醫師，祖籍山東，生於一九三一年。學生出身，一九五二年畢業於西醫學校，做過五年外科醫生。一九五六年考入北京中醫醫院，一九六二年畢業，先後在北京中醫醫院、北京醫科大學腫瘤研究所從事腫瘤防治研究工作。一九八四年被聘爲中日友好醫院副院長兼老年病科主任，同時出任中國抗癌協會傳統醫學會副秘書長、國際癌症康復協會常務理事、日本帶津三敬病院顧問、新加坡中醫學院客卿教授。現任香港海外中醫藥研究所所長、廣東岩龍腫瘤防治研究所所長，並在廣州中山醫科大學孫逸仙紀念醫院進行中國南方高發腫瘤考察及防治研究工作。

李岩教授在他四十餘年的醫學生涯中，積累了豐富的實踐經驗，一九八〇年寫成中國第一部腫瘤專著《腫瘤臨證備要》和《腫瘤病人自家療養》，被日本京都雄渾出版社譯成日文版本。之後，在國內外發表論文五十餘篇，譯文二十餘篇，專著與合著十五部，共撰寫一百萬餘言。一九九二年由南海出版公司出版他與學生寫的《腫瘤預防治療保健》一書，具有中國傳統醫學特點的詩歌形式。一九九六年在台灣一橋出版社出版《李岩腫瘤驗方選》（又名《中華中草藥治癌全集》）一套三卷五十餘萬字，受到國內外讀者歡迎。

一九八六年他以中藥複方對肝癌的臨床與實驗研究爲題，中選於中國衛生部重點科研項目，並招收由國家教委分配的碩士研究生。

近年來，他以改革精神提出醫、藥、研、教四結合的中西醫結合腫瘤防治研究方案，並設立相應的醫療、製藥、研究、教學四位一體的統一管理機構，探索中華醫學防治腫瘤的新途徑，走出具有中國特色的中西醫結合腫瘤防治研究道路。體現他對學生教導的：「抗癌之道修遠兮，吾將内外而求索，有朝腫瘤攻克兮，人類壽命得延長。」

何其梅，女，一九六三年出生，四川人。一九八二年畢業於四川省宜賓衛生學校西醫專業。一九八二年～一九八七年在四川省自貢市東鍋醫院從事臨床醫療工作。一九八七年～一九九〇年考入四川衛生學院。畢業後在廣東岩龍腫瘤防治研究所、香港海外中醫藥研究所跟隨李岩教授從事腫瘤防治研究工作。

前言

心理學是一門古老而又年輕的學科，從古到今，它經過了長期艱難的跋涉，在社會及各種自然科學發展的基礎上，終於成爲一門獨立的學科。隨著社會的進步和科學技術的不斷發展，心理學的研究和應用不僅能夠解決許許多多的社會問題，而且對人類的保健，也有非常突出的貢獻。

中國醫學早在兩千多年前就已強調在治病時應充分考慮病人的精神及社會因素，即所謂的「天人合一」、「形神統一」論。

古希臘西醫創始人希波克拉底也曾主張在診斷、治療疾病時必須注意病人的性格特徵和環境因素、生活方式對疾病發生發展的影響。巴甫洛夫即主張人的健康必須內、外環境相統一。

隨著心理學的發展及其研究成果的廣泛應用，心理因素在人們健康，疾病的發生、發展及診治過程中的作用引起了醫學界的廣泛關注，並由此導致了生物醫學模式向生物——心理——社會醫學模式的轉變。

惡性腫瘤是當前影響人類健康、威脅人們生命的主要疾病之一，這一疾病給人們造成了巨大的心理負擔。同時，心理——社會因素又不同程度地影響著腫瘤的發生、發展以及治療、康復過程。我們在長期的腫瘤防治研究工作中對此也深有體會。在進行腫瘤客觀防治的同時，心理——社會因素的防治亦十分重要。

本書在參考古今中外資料的基礎上，結合我們自己的臨床體會編寫而成。全書共九章，包括緒論，心理因素與腫瘤病，腫瘤臨床心理，腫瘤病人的心理護理，腫瘤病人相關人員心理，腫瘤康復心理，癌前病變心理，腫瘤預防心理，惡性腫瘤患者及其家屬的心理歷程等。本書可供廣大醫務人員參閱，也可供腫瘤病人及其相關人員閱讀。

若本書在腫瘤病的防治研究過程中能有所裨益，即是我們最大的心願。

作者

目錄

第一章　緒論

心理學是一門古老而又年輕的科學，無論在東方還是在西方，在心理學成爲一門獨立科學之前，人們對心理活動的種種猜測和解釋，以及人類自身的精神現象都曾有過濃厚的興趣和強烈的好奇心。有關「心」或「神」、「心靈」、「意識」和「人性」等心理學問題，一直都是古代哲學家、教育家、文學家、藝術家和醫學家們共同關心和討論的問題。中國古代思想家、教育家孔子（公元前五五一～四七九年）在《論語》中就已廣泛地論述到教育心理學的某些問題。最早的中國醫學著作《黃帝內經》表達了中國古代醫學家精闢的醫學哲學思想，並對疾病的診治和預防提出了全面而系統的具有一定科學性的論述。

西方「心理」這一概念最早出現在公元前古希臘哲學中，心理學的歷史可追溯到柏拉圖、亞里斯多德時代，集大成者爲亞里斯多德（公元前三八四～三二二年）的心理學專著《靈魂論》，它是歷史上第一部論述各種心理現象的著作。

數千年的人類認識史證明，認識心理活動及其本質絕非一件容易的事。人類爲了認識自身的精神活動，曾經歷了無數次的反覆和走過許多彎路，這種經歷或反覆至今乃被記載在哲學史中。

第一節 中國古代心理學及醫學心理學思想的興起

中國心理學的萌芽幾乎和有文字記載的人類歷史一樣古老久遠。遠在紀元前十四世紀，商周時代的殷墟文字中就記載了商王朝利用龜甲、獸骨占卜吉凶，生老病死而刻寫的卜辭或與占卜有關的記事文字。當時的統治者認爲，人死後靈魂不滅，能變作「鬼」，以福祐子孫，宇宙之上的「皇天」、「上帝」能降禍賜福於人。由於當時生產力水準的低下，科學技術十分落後，此時的心理學也只能是宗教式的心理學的萌芽。直至西周，農牧手工業的出現，生產力水準的逐步提高，在《周禮》、《易》、《書》、《詩》等著作中已有了許多醫事及藥物的記載，這些醫事及藥物的記載中已經客觀地提出了「形神相關」的理論，即心身醫學得以萌芽。到春秋戰國時期，科學文化有了大步發展，各種學術思想異常活躍，人們的思想認識水平提高到了一個新的高度，心理學也隨之有了重要的發展。精神和形體間的關係更被諸子百家所重視，逐漸形成了形神統一樸素而深刻的理論。在孔、孟、老、莊、墨、荀、韓非、淮南、列等諸家的有關著作中，許多內容豐富，含義深刻的心理學思想有相當廣泛的反應。如思想家、教育家孔子在《論語》中廣泛論述教育心理學問題，荀子在《天論》中提出了形爲第一，神爲第二的哲學心理學思想。《荀子•正命》中指出禮樂可以調節人的性情，控制人的欲望等極其重要的心理衛生和心理治療原則。

基於當時百家爭鳴學術局面的形式，在古代哲學家豐富哲學思想（包括心理學和醫學心理學）的基礎上，逐步形成了中國第一部醫學巨著《黃帝內經》，這是中國最早的古代醫學集大成者，也奠定了醫學心理學的基礎。《黃帝內經》對心理學的許多問題，如人格（性格）問題、感情過程、認知過程、意識過程、感覺記憶、思維、創造、智力等心理過程都進行了探索，同時對心理疾患的病因、病機、診斷、治療，心理衛生等也提出了系統的認識，對醫學和心理學無疑具有重大的貢獻。《黃帝內經》運用了遠古以及當時的一些重要哲學、心理學概念，闡述了傳統中國醫學的重大理論問題，同時又以醫學的實踐豐富和發展了古代哲學、心理學的思想。

到了東漢三國時期，醫學心理學已經把一些異常的心理現象作爲辨證的依據，確立在辨證論治的方法之中，並對某些身心疾病制定了具有完整的理、法、方、藥的辨證論治的方法。例如張仲景在《傷寒論》中，涉及心理因素的條文及涉及心理問題的方劑均占有相當的比例（據資料統計，分別爲22％和30％），可見當時對心理因素在疾病的發生發展及診治過程中已具有普遍的意義。

從隋唐五代到金元時期，出現了孫思邈、司馬承禎、金元四大醫家和養生家，「七情學說」業已成熟。南宋醫家陳無擇繼承了先秦諸子到《黃帝內經》的心理學思想，第一次明確地提出了「七情」，將內傷七情、外感六淫和不內外因歸納總結爲著名的「三因論」。南北朝唯物主義思想家范縝在《神滅論》中提出了「形神相即」論，說明了人的精神對形體的依存關係。金代著名醫家張子和在《儒門事親》中「以情勝情」的心理治療在理論和實踐上都作出了很大的貢獻，成爲傑出的心理治療大師。

在此後的明清年代，有人指出心理活動不僅與心臟有關，而且與腦有關。明代醫家李時珍明確指出：「腦爲元神之府」。清初學者劉智在《天方性理》中提出人腦有「總覺」作用。清代王清任在《醫林改錯》中提出了「腦髓說」，進一步作出了「靈機記性不在心而在腦」的正確結論，爲後世研究心理學領域奠定了物質基礎。同時，「療人之心」的養生學說得到進一步的明確和發展，用心理的方法治癒的病人也日益增多，心理學及醫學心理學有了更進一步的發展和完善。

在浩瀚的中國文化遺產及醫學典籍中，中國古代心理學思想主要涉及了「形神論」、「無人論」、「人貴論」、「性習論」、「知行論」、「情二端論」和「主客觀論」等心理學領域。中國古代醫學中的這些理論至今仍指導著中國醫學的臨床實踐。這些理論，即是中國醫學的哲學指導思想，也是醫學心理學的主要內容和理論基礎。只有站在哲學的高度，立足於中國醫學的臨床實踐，才能眞正把握中國傳統醫學的眞諦，把握醫學與哲學、心理學間相輔相成，相得益彰的關係，爲繼承和發揚中國傳統醫學事業做出更大的貢獻。

第二節 西方國家心理學及醫學心理學的興起

西方心理學萌芽於古希臘柏拉圖、亞里斯多德時代。自從哲學家亞里斯多德的心理學專著《靈魂論》問世以後，人們爲了認識自身的精神活動和心理活動，曾經進行了長期艱難困苦的探索和無數次的反覆。數千年的人類認識史證明，要認識心理活動及其本質絕非易事。隨著社會的發展和科學技術的進步，在數學、物理學、生物學和生理學等自然科學發展成就的基礎上，直到十九世紀中葉，近代心理學才得以眞正誕生。

一八六一年，法國神經科學家布洛卡（Broca）研究發現：人的精神活動可以直接地與大腦聯繫起來。十九世紀自然科學發展的偉大里程碑——達爾文的《進化論》問世，爲理解人類心理的起源和進化提供了依據。生物學和生理學的其它成果也爲建立心理學的實驗方法提供了可能性。於是，在一八三四年，韋伯的眞正的實驗心理學著作《觸覺論》問世。其後，費希納爲了證實他的「心物平衡論」，進一步充實了韋伯的研究，並確立了心理過程數量化的基礎，把生理學和心理物理學資料加以匯集，並且用實驗的方法對人的心理活動加以考察和分析，這就是早期的心理學。一八七九年，德國生理學家威廉•馮特（William Wundt 一八三二～一九二〇年）爲了把心理活動的哲學思考放到實驗室裡進行驗證，在德國的萊比錫大學建立了世界上第一個心理學實驗室，用客觀的實驗方法說明人們的高級心理現象，使心理學脫離了哲學的範疇而進入到了科學的行列。爲此，他被公認爲現代心理學的開創人，時至今日，人們仍把馮特在萊比錫建立實驗室的時間定爲心理學的誕生日。

醫學心理學從心理學中分離出來還是二十世紀五十年代以後才逐漸形成的。而醫學心理學思想則最早產生於古希臘西方醫學之父希波克拉底（Hippocrates，約公元前四六〇～三七七年），他當時就提出了著名的「體液學說」，還認爲醫生醫治的不僅是病，而且是病人。「醫學心理學」一詞最早是由德國哥頓廷大學的哲學教授洛采（B. H Lotze）提出的，他於一八五二年出版了名爲《醫學心理學》的著作，全書共三篇，分別討論了「生理的一般的基本概念」、「精神生活的元素與機制」、「健康與疾病的心理生活的發展」。一八六七年，馮特出版了《醫學物理學手冊》一書，論述了用實驗方法研究人在醫療過程中的心理學問題，爲醫學心理學的發展開拓了道路。

一八九六年，馮特的美國學生魏特曼（L. Witmer）在賓夕法尼亞大學建立了第一個臨床心理診治所（或稱臨床心理門診，Psychological Clinic），眞正將心理學應用於醫學臨床實驗，解決臨床問題，專門診斷治療有情緒障礙或學習有困難的兒童。他首次創造了「臨床心理學」這一術語，進一步推動了心理學的發展。這位用心理學的知識爲醫學臨床服務的心理學家被後人尊稱爲美國的「臨床心理學之父」。自此之後，醫學心理學在美國得到迅速發展。曾從師於馮特的霍爾（G.S Hall）於一八八三年在約翰斯·霍普金斯大學創立了美國第一個供研究用的實驗室，主要研究兒童心理，美國的兒童心理學和教育心理學由於他的推動得到發展。他是美國心理學會的奠基人和首任主席，並於一八八七年創辦了《美國心理學雜誌》。一八九〇年，馮特的另一位學生兼助手卡特爾（J. M. Cattell　一八六〇～一九四四年）首先提出了「心理測驗（mental test）」這一術語，用以探查個人間的差異。與此同時，法國的比奈（A. Binet，一八五九～一九一一年）也於一八八九年在巴黎大學創立了法國的第一個心理學實驗室。一九〇五年，他和西蒙（T. Simon）編出了第一份測定智力年齡（mental age）的測驗量表，這一方法是當時公認的最佳心理測驗量方法，在臨床上有較強的使用價值。在這期間，奧地利心理學家弗洛伊德（S. Freua）第一次使用了「精神分析」這一術語。一九○○年，他的代表作《夢的解析》問世，標誌著精神分析理論的誕生。丹麥和挪威在一八九四年和一九一九年也先後分別建立了心理學實驗室和心理學研究所。至此，心理學和醫學心理學在西方得到普遍發展。

第二次世界大戰爆發後，由於戰爭的因素，心理學的實驗研究工作受到嚴重的影響。但大批心理學家或精神病學家被派往前線，以解決因戰爭所致的軍人的精神心理因素的障礙，這便使他們參與了比過去更廣泛的臨床工作，由此，也培訓了大批的臨床心理工作者，臨床心理學也得到了進一步的發展。美國心理學會（APA）一九四九年在科羅拉多州（Colorado）的Boulder城舉行會議，專門討論了臨床心理學的定義和結構。五十年代以後，臨床心理學的發展十分迅速，已明確地被認爲是心理學中的一個特殊領域。七十年代以來，由醫院內科、精神病學、流行病學和心理學、醫學社會學、行爲生物學等有關學科的數位科學家，在美國國立衛生研究院的資助下，由美國心肺血管研究所所長S.M. Weiss領導，成立了「行爲醫學研究組」並在一九七七年對「行爲醫學」下了一個爲各學科都能接受的定義。一九八一年，C.K. Prokop和L.A. Bradley出版了《醫學、心理學對行爲醫學的貢獻》一書，它代表了醫學心理學的一個新的發展方向。

近年來，到醫院或診所求治的病人，大多數沒有任何身體上的症狀和體徵，僅患有輕度的情緒焦慮和憂鬱。這又促使臨床心理學家們把注意力從精神疾病和身心疾病轉移到人們的心理健康問題上來。一九七八年，一門新的心理學分支學科——健康心理學或衛生心理學（Health Psychology）誕生了，它是公共衛生學或預防醫學向前發展導致人們重視群體和個體的心理健康的必然結果。健康心理學吸取了當代各學科研究的科技成果，爲心理衛生事業提供了非常進步的觀點和理論指導，它是今後心理學及醫學心理學工作者大有作爲的一個領域。

第三節 心理學對社會發展的影響

人類的心理現象沒有自己獨立的發展史，它是物質世界長期發展的結果，是物質世界發展到一定階段的產物。從心理現象到心理學的形成，曾經歷了長期而艱難的發展過程，在這個過程中，心理學由心理現象的萌芽直到做爲一門獨立科學的出現，一直依賴於社會以及數學、物理學、生理學等自然科學的發展。心理現象是人腦對客觀世界的反映，客觀世界（社會）是心理現象的源泉和內容。心理學則是研究心理現象的科學。心理現象的揭示，在理論上，它有助於正確地解釋心理現象的本質和起源，揭示心理現象的規律，還能幫助人們運用這些規律去預測和控制心理現象的發生和發展，從而爲人類社會不同領域的實踐服務。

人類心理能反映自然界和社會生活的一般規律。不同時代、不同國度、不同民族和不同階級的人的心理、意識是有共同的規律和機制。人們通過語言、文字概括地反映客觀事物時，反映就獲得了新的性質，這樣就能使人產生意志、行動，做到有計劃，有目的地認識和改造自然與社會。人的心理不僅能夠反映客觀世界，並且能夠改造客觀世界。從遠古的第一把石器的出現到現代機器人的製造，都是人們利用自己的智能和體力反作用於自然和社會的結果。人的心理反作用於自然界，顯示出了巨大的物質力量。人的心理還能反映事物的內部聯繫和本質特點。因此，人們不僅能夠意識到現在的生活，還能意識到過去的一切，可以總結過去的經驗教訓，計劃將來的活動，預料事物的發生發展和變化的可能性，並做好相應的應對措施。

心理學有著廣泛的應用領域，和社會生活的許多方面都有密切的聯繫。在工農業生產，科學技術、商業、交通、企業管理工作中，人的心理因素的重要作用不容忽視；醫療、教育、智力開發、人才培養需要進行心理學的研究和直接、間接地利用心理學的知識；由於心理異常帶來個人健康及所造成的社會問題，要求人們用心理學的知識採取對策，用心理學的方法去解決。心理學不僅吸收了生物學、生理學、邏輯學、社會學、教育學、技術科學等鄰近科學的研究成果，而且也對這些鄰近科學的發展起了促進作用，這些科學與心理學的相互影響，致使心理學與這些科學的交界處又產生了許多新興的學科分支，對社會的進步和發展，起著無以倫比的積極推動作用。

第四節　人類心理學研究的意義

人類的心理現象是人腦對客觀事物的反映，心理學是研究心理現象的本質和揭示其規律的科學。正確地揭示心理現象的規律，不僅在理論上有助於正確地解釋心理現象的本質和起源，在實踐中還能幫助人們運用這些規律去預測和控制心理現象的發生和發展，從而爲人類不同領域的社會實踐服務。科學的重要作用就在於預測和控制，人們掌握了心理現象的規律，就能根據社會實踐的需要去預測和控制心理現象，使之更準確地爲人類社會服務。

近百年來，心理學獲得了迅速的發展，其研究領域也逐漸擴大。根據心理學研究的領域和它們在社會生活中的不同意義及作用，又產生了許多分支學科，各分支學科在各自沿著自己的發展方向前進的同時，又不時的反過來具體的爲人類社會服務。例如：普通心理學概括了各分支學科的研究成果，同時又爲各分支學科提供了理論基礎；生理心理學揭示了心理現象和它的物質本體——神經過程的關係，這對科學地解釋各種現象具有重要的理論意義；發展心理學研究心理的種系發展和人的個體發展，由此促進了一門新興學科——仿生學的產生和發展；年齡心理學是研究人類個體心理發展的科學，人類不同年齡階段具有不同的心理特徵，成年期是人的一生中最漫長的時期，身心發展的相對穩定是人們對社會做貢獻的重要時期，了解這個時期人們的身心發展特點，對於有效地發揮人的工作積極性與創造性有重要的意義；近年來由於兒童心理學的發展，對於教育事業的發展，人才的培養產生了深遠的影響；教育心理學的研究直接關係到教育制度的改革，人才的培養和選拔；醫學心理學研究了心理因素在疾病的發生、發展、診斷、治療以及預防中的作用；工程心理學與企業管理心理學對改善企業的管理工作有重要的作用，等等。

總之，人類心理學的研究，是為了克服或消除對社會發展不利的因素，使之更有效的發揮其主觀能動性，從而推動社會的進步和發展。

第五節　心理學在醫學科學界的應用

心理學這門古老而又年輕的學科，從遠古時代至今，經過了長期艱難的跋涉，在社會及各種自然科學發展的基礎上，終於成爲了一門獨立的學科。隨著社會的進步，科學技術的不斷發展，心理學的研究和應用不僅能解決許許多多的社會問題，而且對人類健康，疾病的診治，預防也有非常突出的貢獻。中國醫學早在兩千多年前就已強調在診治疾病時應把病人的精神因素及社會生活充分考慮。古希臘西醫創始人希波克拉底也主張在疾病的診斷、治療上必須注意人的性格特徵，環境因素和生活方式對疾病的影響。

隨著心理學的研究和發展及其成果的廣泛應用，心理因素在疾病的發生、發展、診治和預防中的作用越來越受到臨床工作者的普遍重視，由此而導致了醫學模式的轉變，使人們超越了生物醫學模式，向生物——心理——社會醫學模式的認識前進。

將心理學的知識應用於醫學領域，便逐漸形成了一門獨特的學科——醫學心理學，它闡明了心理社會因素對健康和疾病的作用及其機理，不僅成爲醫學基礎理論的一個重要組成部分，而且成爲研究尋求戰勝疾病，保持健康的心理途徑，解決與健康和疾病有關的心理學問題的科學。這樣，心理學的又一個分支或者說醫學心理學作爲心理學的一個分支學科，爲整個醫療衛生事業提供了心理學的觀點、方法、技術和措施，成爲心理學和醫學相互結合，交叉滲透的新興學科。由此，心理學不僅指導了醫學的發展，同時醫學又深化發掘了心理學的眞諦。

第二章　心理因素與腫瘤病

腫瘤，特別是惡性腫瘤或簡稱爲癌是當前影響人們健康，威脅人們生命主要疾病之一，這一病變給人們造成巨大的心理負擔，以致於許多人把它理解爲「死亡」的代名詞，談癌色變者不乏其人。各國的醫學專家，政府，甚至世界衛生組織都把攻克癌症作爲一項重要任務。越來越多的研究和實踐表明，攻克癌症不只是科學界的任務，而且是全社會的任務，包括每一個人。防治癌症亦是醫務人員、患者及其家屬等共同的責任。癌症的防治工作，除消除物理、化學、生物、遺傳等因素外，心理——社會因素在其發生、發展、康復過程中的作用不可忽視。因此，本章討論的主要內容包括心理因素與腫瘤發病、病因、病機及發生發展擴散和療效，預後等方面的影響。

第一節　心理——社會因素與腫瘤發病的關係

「腫瘤是一種身心疾病」已得到多數專家學者的認可，近年來心理免疫學的發展更爲之提供了科學的依據。第十二屆國際癌症大會十分重視並強調心理——社會因素在致癌中的作用，雖然還不能說腫瘤是由於心理——社會因素應激所引起的，但大量的事實和動物實驗的反覆證實，癌症的發生發展以及癌症病人的存活時間均與心理——社會因素有密切的關係。一九七七年米勒(Miller)在一篇綜述性文章中指出：

①在二〇〇餘篇涉及人格、情緒、應激對癌症關係的文獻中，結論均有肯定其間的關係；

②臨床經驗表明，確信自己癌症診斷者，往往預後較差，而對診斷持懷疑態度者，則預後較好；

③臨床上有些已存活十五～二十年後的病人突然復發，其原因中均因復發前六～十八個月有嚴重的情緒應激；

④乳癌與無法解決的悲哀有關；

⑤對一萬四千對配偶作癌症發病調查表明，配偶一方患癌或死於癌症的心理應激可引起另一方患癌。

用社會再適應量表作比較，癌症患者在發病前一年內，遇到重大生活事件的打擊的比率較高。在心理治療組中，72%的癌症病人在發病前數月到八年間均受到過近親死亡的衝擊。近年來，美國調查了二五〇例各種癌症病人的生活史資料，發現其中的一五〇例在病前曾受到過強烈的精神刺激，占60%。美國心理學年會曾報導了一二〇例肝癌患者的性格特點，分析證實：內向性格，不良心理，社會刺激，長期情緒壓抑和家庭不和睦是引起癌症的重要因素。另外，生理心理學，神經心理學也有足夠的依據證明：心理——社會因素是引發各種腫瘤的主要原因之一。

第二節　心理——社會因素與腫瘤病因病機的關係

長期以來，科學家們在研究腫瘤病因時，基本上是從理化因素，生物因素，遺傳素質等方面進行的。隨着生物醫學模式向生物——心理——社會醫學模式的轉變，人們已經認識到任何疾病都有它心理因素的根源。心理——社會因素與腫瘤的關係也逐漸引起人們的重視，並且心理——社會因素在腫瘤的發病中的作用已爲許多流行病學資料所證實。許多專家學者仍在辛勤地致力於此項偉大工程的研究過程中。目前，國內外對心理——社會因素與腫瘤關係比較一致的看法是：①腫瘤的發生與心理——社會因素有一定的關係；②人體存在一種癌易感的個性類型。

一、誘發腫瘤的心理——社會因素

1.個性特徵及行為方式與腫瘤的關係

為什麼在相同的生活環境，同樣的外界刺激條件下，有的人患了癌症，並很快死亡；有些人則不容易患癌或者即使患癌，也可帶瘤生存多年；而有的未經治療癌瘤卻自然消失了。顯然，這與每個人的個性（性格）特徵有關。個性既是每個人對己、對人、對事物乃至整個環境進行適應時所表現出來的獨特的心理特徵。這種獨特的心理特徵是其個體的遺傳因素、生活環境、工作、學習等多種因素的交互作用下逐漸發展形成的，它具有一定的穩定性。個性的正常與否沒有明顯的界限，但如果這種個性特徵表現出與客觀事實不相符，對外界反應太強烈，過於持久且不穩定，幅度過大，對自身產生危害，使其發生疾病，甚至產生癌症時，這種性格則為病態人格。比特（Beatriz Quiroga）等曾用Roserz——Weig氏試驗和Rorschach氏試驗測定隱藏在機體內的潛在「信號」，證實存在一種「生癌性格」，這種性格的個性特徵和心理狀態主要表現為：慣於克制，謹小慎微，憂慮重重，情感壓抑，常有心理衝突和不安全感，遇事敏感，情緒易波動，常常壓抑着憤怒和不滿情緒，時時感到自己無所依靠，事事無能爲力等。

臨床心理學的研究也發現，人的個性特徵與腫瘤的發生有一定的關係。一九七六年，美國學者把一八二名被試者按個性特徵分爲A、B、C三類，隨訪觀察了十六年之久，以研究個性特徵與患病率之間的關係，結果發現性格乖僻、表面上小心翼翼或雖多愁善感，但才華橫溢或有時要求很高，有時又要求很低的內向型性格，即C類個性特徵者患病率較高，患腫瘤者也較多。一九七七年，美國的約翰・霍普金斯醫學院發表的對畢業生健康情況觀察十七年後的報告指出：對新環境謹慎小心的人10.2%患癌；性格乖僻，表面小心翼翼，但時而衝動的人20%患癌；而處事冷靜、主動、伶俐、聰敏，能說會道的人10.2%患癌。另外，海傑尼(Hagnell)對二五五〇名瑞典人進行爲期十年的人格前瞻性研究，發現內向性格的人發生癌症的機率遠遠大於其他個性類型者。

中國學者的研究證明下列性格特點易患癌症：

①多疑善感，情緒壓抑者；

②易躁易怒，忍耐力差者；

③沉默寡言，對事物態度冷漠者；

④性格孤僻，脾氣古怪者。

對陝西、河北、山東、河南等省食道癌普查工作結果表明，食道癌的發生與精神因素有密切的關係，在食道癌患者中，性情急躁者占69%，個性倔強暴躁者占64.7%。

胃癌爲中國常見的消化道惡性腫瘤，近年來的研究表明，飲食因素和心理——社會因素是胃癌的高危因素。據一九八一年中國胃癌綜合考察流行病學組資料，具社會內向，抑鬱，失靈活性的性格特點者與胃癌的發生密切相關。一九八六年，張宗衛等用自製的腫瘤流行病學研究量表測得（與健康對照組相比），抑鬱和不靈活的個性在胃癌的發生中有一定的意義。由此可以看出，個性特徵與行爲方式和腫瘤的發生密不可分。

2.生活事件的變故與腫瘤的關係

生活事件的變故是日常生活中主要的應激源，也是引起不健康的主要心理因素之一。流行病學的研究指出，生活變故事件引起的慢性精神壓力和高度的情緒應激與腫瘤的發病率增高有一定的關係。例如工作學習緊張過度，生活負担過重，長期夫妻分居兩地得不到解決，人際關係不協調，政治上受困於冤假錯案，家庭中親友病故等不幸事件的發生以及缺乏充分的適當的情感表達方式，使精神長期受壓抑，造成人體的病理反射，免疫、內分泌功能失調，在軀體的一定部位表現出病理變化。

生活中外來事件的衝擊，使人無法應付或使人的精神長時間受到困擾，導致絕望情緒體驗是癌症發病的主要心理——社會因素。一九五五年特克維奇就指出，緊張環境可以激發腫瘤的發生和發展。一九六九年，弗里德曼在研究中發現，帶有心理性質的環境因素可以改變身體對於傳染病和腫瘤的抵抗力。中國的腫瘤工作者通過長期的調查研究和臨床觀察發現，在癌症病人的發病史中，與「家庭不幸事件」，「工作學習緊張過度」，「人際關係不協調」等生活事件有重要意義。癌症的研究表明：患者在發病前半年到八年內往往經歷過重大生活事件的打擊。最有致病性的生活變故事件是一等親屬的失去，如配偶、父母或子女的死亡。寡婦的腫瘤發病率最高。這些都說明，高應激環境可促進腫瘤的生長和擴散。

3.情緒及情感反應

大量的研究表明，不少腫瘤病人患病前曾經有過長期的負性情緒刺激或突然的精神打擊。對惡性腫瘤患者作心理調查發現，克制自己壓抑憤怒，有不安全感及不滿情緒的人易患惡性腫瘤。因此，有關學者指出：「情緒可能是腫瘤細胞的活化劑」。

早在公元二世紀，希臘醫生，物理學家蓋倫(Galen)就發現情緒愉快的婦女得癌症的機率要比情緒憂鬱的婦女小。奈恩在他那本衆所周知的《乳癌》專著中說：情緒影響腫瘤的生長。佩吉特在他的經典著作《外科病理學》中表示，深信憂鬱在癌症的發病中起著極其重要的作用，他認爲深深地憂慮，久久未能實現的願望，以及失望產生的精神壓抑是其它利於腫瘤生長的因素之外的重要補充因素。萊森於五十年代綜述一九〇二～一九五七年的七十五篇有關文獻後認爲，憂鬱、失望和難以解脫的悲哀是促發腫瘤的因素之一。動物實驗也證實，緊張和焦慮等不良情緒是促使動物發生腫瘤的重要因素，在這方面作出較大貢獻的有已故的V・賴利(V・Riley)和加拿大的L・斯科拉(L・Slkar)和H・安尼斯曼(H・Anisman)。

中國醫學早在兩千多年前就已十分重視精神因素與癌症發病的關係，認識到七情失調可以導致臟腑氣血功能紊亂，進而削弱機體抵抗力，容易受到癌症的侵襲。《素問・玉機眞藏論》中指出「憂、恐、悲、喜、怒，令不得以其次，故令人有大病矣」。《素問・通評虛實論》謂：「膈塞閉絕，上下不通，則暴憂之病也」。說明噎膈（食道癌等進食梗阻一類的疾病）的發病與受到精神刺激後情緒劇烈變動有關。明・王肯堂在《醫學津染》中指出「憂鬱不解，思慮太過，忿怒不伸，驚恐變故，以致內氣並結於上焦，而噎膈之疾成矣」。元・朱丹溪和明・陳實功均認爲乳岩（癌）是憂怒鬱悶，朝夕積累，脾氣消阻，肝氣橫逆所致。明・李挺說：「鬱結傷脾，肌肉消薄，與外邪相搏形成肉瘤」。這些都說明了無論國內國外，還是古代現代，情緒及情感反應與腫瘤的發生密切相關。

二、心理——社會因素誘發腫瘤的機理

心理——社會因素誘發腫瘤的機理隨著科學家們的動物實驗和理論研究，以及近代的行為學，條件反射理論，生物反饋學說，神經內分泌學說，神經質學說等科學的研究發展，為其提供了更多的科學資料和依據。目前，比較公認的有三種心理生理學的「橋樑」把心理——社會因素轉化為伴隨臨床腫瘤發生發展的生理學過程。

1.中樞神經系統的作用

人們在各種社會活動中，經常接受到外界環境信息的作用，而生物因素和社會因素又是以心理因素為中介作用於人體的。不良的心理刺激可導致機體的心理或生理反應。由於人們的哲學、信念、經歷和文化教育程度不同，對同樣的信息作用，有不同的理解，導致不同的心理或生理反應。不良的心理——社會因素作用於具有獨特個性特徵的個體，個人根據以往的生活經驗作出認知評價，大腦皮質的認識與奮灶與邊緣

系統聯繫的結果產生相應的消極情緒，如果這種情緒反應是短暫的，精神神經系統會很快恢復正常，體內的生理，生化變化隨之復原，身體不會受到影響。反之，如果這種情緒反應受到壓抑，得不到必要的疏泄或持續時間過長，就會使人的整個心理狀態失去平衡，生物神經系統的功能紊亂，下丘腦將上一級電信號轉變成化學信號（激素），經垂體直接或間接地抑制甲狀腺功能而增加腎上腺功能。受到影響的體內生理，生化改變不能恢復正常，結果使細胞生長失控、突變，導致癌症的發生。

科學家們早就致力於中樞神經系統變化與惡性腫瘤之間關係的研究，用電擊或其他創傷性刺激引起中樞神經系統的過度負荷，可促使「自發性腫瘤」的形成。巴里特斯克等經多年的研究發現，有移植腫瘤的動物，其大腦皮質的電活動有改變，受累神經的衝動頻率降低。一九八二年，德國的霍姆里在談到心理因素與癌症的關係時提出，內心衝突可使大腦電場不斷發生短路，發生錯誤的密碼，導致細胞突變而引起癌症。斯騰等在豚鼠實驗中發現，前下丘腦的破壞可引起抗體滴度降低和過敏反應的抑制與延緩，提出皮質或下丘腦的改變可直接或通過免疫反應削弱對抗癌症的能力。

2. 內分泌系統的功能失調

內分泌系統是一個非常複雜的系統，它在維持人體內環境的穩定和機體在外環境的平衡方面起著極其重要的作用。心理——社會因素緊張刺激的情緒應激，對於內分泌系統的機能有明顯的影響，情緒反應時，內分泌的變化是全面的。許多研究證明，不同類型的應激能產生與個體應付應激情景能力有關的內分泌變化，而這種內分泌反應可以改變機體的免疫能力。當人受到緊張的刺激後，這個信息立即上傳給大腦皮層，通過神經遞質發生作用，如中樞兒茶酚胺濃度升高，皮質下中樞的神經介質（去甲腎上腺素，多巴胺，5——羥色胺，乙酰胆碱等）濃度改變。反之，內分泌功能改變所引起的體內激素水平的波動，又可能對生理狀態發生深刻的影響。這種雙重因素的持久作用，嚴重破壞了內環境的平衡，以致更難抵禦外環境的種種不良刺激。如果各種刺激反覆持續作用於機體，使機體始終處於一種緊張狀態，各種遞質，代謝產物在體內積聚得不到排泄，這些代謝產物又作爲新的內在刺激物，形成情緒失調的惡性循環，無疑對正常組織細胞的畸形生長，對腫瘤的發生發展起著重要的作用。

到目前爲止的研究發現，淋巴細胞膜上存在著不同的激素受體，激素間和激素與受體間的相互作用導致免疫機能降低，有利於腫瘤的發生發展。基森等發現肺癌患者的腎上腺分泌較其他肺病患者要高而多變，癌症患者腎上腺分泌持續地停留在高水平。馬瑞莫里頓等測得了不同類型及不同部位的癌症病人特異的激素剖面圖，並能區分腫瘤是惡性還是良性。這些可供區別的激素中包括17——羥基皮質類固醇，皮質類固醇的增加可以抑制癌症所必需的免疫反應。中國李慶喜等研究了激素與腫瘤細胞產生的關係後指出：激素致癌的機理是垂體與性腺之間存在著激素對抗的平衡，此平衡遭到破壞就有某些激素過多的產生，過多的激素透過細胞壁，激發細胞內嗜激素異型染色體，增加反抑力量導致異型染色體突變再生，細胞發生了胚胎的性質，胚胎的生長速度，胚胎性質的轉移——惡性腫瘤。

3.免疫系統的免疫監督失控

免疫系統對於機體穩定的內環境，監視細胞突變，以及機體對外環境的適應等均起重要作用。心理——社會因素的應激可引起免疫功能的改變，強烈情緒變化可導致機體免疫機能損傷。目前對於免疫機制的認識，已肯定強烈情感反應可以改變機體的免疫防禦功能，而免疫防禦功能的抑制可以促使腫瘤的發生。現在認爲，腫瘤最重要的發病機理之一是免疫功能失調。免疫失控表現爲正常的免疫監督功能減退或消失，對個別細胞因各種因素引起突變產生異常分化和增生，不能正常將其殺傷、消滅和清除。經研究發現，通過細胞毒性抗體效應可以看到，腫瘤發展的早期，B細胞的抑制導致腫瘤的擴散，T細胞活性的抑制可引起更嚴重的後果，因爲它不能識別與畸變細胞接觸的抗原。另外，焦慮和抑鬱可以使循環的環——磷酸腺苷(CAMP)減少，被稱爲「第二信使」的CAMP是激素與免疫細胞間的中介因子，它可以決定機體總的免疫能力。

澳大利亞的巴思洛普與其助手曾對24位年齡在25～65歲的最近喪偶者，在其配偶死後2～6周內進行測試（同時設24名在過去兩年內未發生喪偶的醫院雇員作爲對照），其結果是：淋巴細胞機能在試驗組的人中有明顯降低。

動物實驗也證明，心理緊張可促使腫瘤的發展。小鼠在緊張環境下可使皮質類固醇增多，T淋巴細胞減少，胸腺退化，參與免疫的淋巴系統縮小，此時，接種於皮下$6G_3$HED淋巴肉瘤，種植成功率及生長速度較對照組明顯增加。

腫瘤發生的身心模式圖

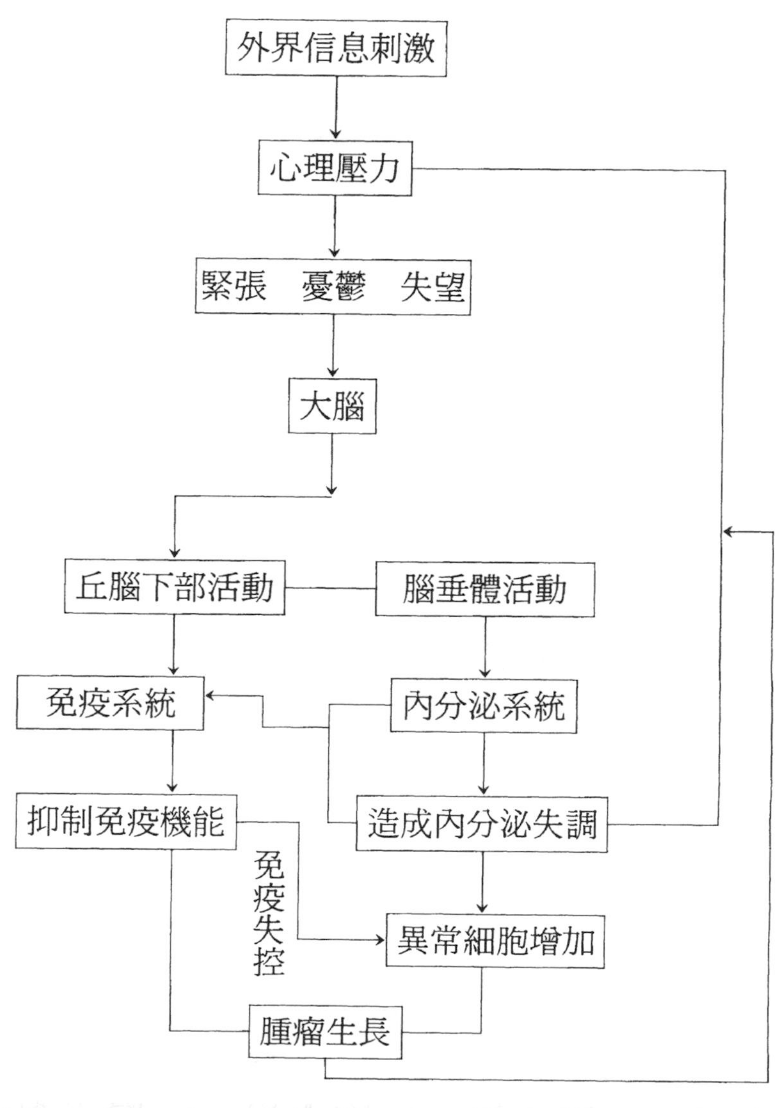
外界信息刺激
心理壓力
緊張　憂鬱　失望
大腦
丘腦下部活動
腦垂體活動
免疫系統
內分泌系統
抑制免疫機能
造成內分泌失調
免疫失控
異常細胞增加
腫瘤生長

第三節、心理——社會因素對腫瘤發展及擴散的影響

心理——社會因素不僅是引起腫瘤的一個重要原因，而且還影響著腫瘤的發展和擴散。經常「牽腸掛肚，憂鬱失望」的人，不僅容易發生癌症，這種人患癌以後，腫瘤會迅速生長、擴展。在不斷有強烈的惡劣情緒的刺激，可使癌細胞進一步變性，畸形發展並且浸潤擴散，遠遠轉移，乃致患者在短時間內惡化死亡。

情緒因素影響腫瘤的生長。一位患乳腺癌的婦女，發病時恰好由於她丈夫的死亡而受到強烈的精神刺激，腫瘤在短期內迅速增大，不久便去逝了。

塞繆曾將實驗動物置於緊張環境中進行研究，發現其癌症的發展速度較正常環境下的動物快得多。加拿大的L・斯科拉(L・Sklar)和H・安尼斯曼進行了一個有趣的動物實驗，他們把實驗老鼠以隨機抽樣的形式分爲三組，給第一組老鼠以疼痛的電擊，電擊後可以逃開，；給第二組老鼠以電擊，而老鼠對電擊無法逃開，；第三組不給電擊爲

對照組。再給所有的老鼠注射同種同量的腫瘤細胞，結果第二組老鼠腫瘤細胞的生長和老鼠的死亡都快於第一組，而第一組老鼠所患腫瘤的生長速度大體與第三組相同。這個實驗說明，機體受到外界惡性刺激後，凡精神因素予以調節的，可以減弱腫瘤的生長速度。反之，將加快腫瘤的生長速度。另外的許多實驗也證實精神因素確實能使實驗動物內分泌失調，免疫力下降，導致腫瘤細胞在毫無「約束」或不強的「約束」下迅速生長，以致於腫瘤快速增大，腫瘤細胞遠處轉移和擴散。

第四節　心理因素對腫瘤療效的影響

心理因素與癌症的發生，發展有著密切的關係，患了腫瘤後的病人又會有新的精神衝擊，由驚恐，懷疑，悲哀到抑鬱，消沉，這些情感因素又反過來促進腫瘤的發展，影響治療的總體效果。在採用手術，放療，化療及中醫藥等治療手段時，患者消極情緒的調控尤為重要，它直接影響到其它治療措施的落實和治療效果的好壞。在癌症病人中，精神狀態積極的會對疾病的結果有所改善，消極的則會使病情迅速惡化。許多臨床實踐發現，有的患者在確診得癌之後，能正確對待癌症，了解有關癌症發生及防治知識，積極配合醫生治療，保持樂觀的心態，矯正過去的不良行為和習慣，情緒愉快，其結果則大為改觀。

美國癌症研究中心對早期進行手術的惡性黑色素瘤患者作觀察時發現，對治療懷疑，喪失信心，悲觀，抑鬱者容易復發，且其存活時間也比心情開朗，富於勇敢鬥爭精神的人為短。有些病人，在確診為癌症後，情緒低落，悲觀失望，若在病中再受到其它打擊，則療效極差，病情往往急劇惡化。臨床觀察發現，凡是在外科手術切除前表現為抑鬱絕望的，不僅手術過程易出現意外，手術後傷口癒合慢，腫瘤的近期復發率高。用化學藥物或放療者，副反應多，往往達不到預期效果。由此說明惡劣情緒對腫瘤的療效有明顯的不利影響。

第五節　心理因素對腫瘤病人預後的影響

對於癌症恢復期的病人，在臨床上經常可以見到，消極悲觀者治療效果差，藥物副作用明顯，並能加速病情的惡化，預後不佳，即使病情暫時得到控制，復發和轉移的機會也多。若能正確認識癌症這一病變過程，正確認識種種不幸事件，避免消極負性情緒以及外環境的不良刺激，補償失去的功能，提高處理各種問題的能力，懷著開朗樂觀的心情，對戰勝病魔充滿不屈不撓的信心和勇氣，對治癒腫瘤有很大的幫助。

據癌症病例統計顯示，自五十年代至今，共有約五〇〇個被確認爲無藥可救的腫瘤病人，因爲能夠坦然接受事實，時常保持心境開朗，樂觀，以無比的信心誓不向病魔屈服，結果身體內的腫瘤竟奇蹟般的消失了。美國霍普金斯醫院對三五〇名晚期乳癌患者觀察，性格開朗樂觀，積極向病魔作鬥爭者，她們的平均生存期爲二二・八個月；而心裡不安，常滿腹憂愁者，其平均生存期爲八・六個月。有一男性肺癌患者，當他妻子懷孕時得知自己患了癌症，他沒有消沉，反而決心要活到孩子出世，結果他却活了二十多年，至今仍然生存。

第三章　腫瘤臨床心理

任何外界或機體內的信息刺激，都會引起不同的心理應激，產生不同的心理及生理反應。患病，無論對誰都是外界信息和體內變化的雙重刺激，了解它所產生的一系列心理、生理反應，對於疾病的診治和康復有其積極的意義。

腫瘤，特別是惡性腫瘤，因爲長時間以來還未探索出根本的治療方法和預防措施，導致這一疾病給人們造成極大的心理負擔。作爲腫瘤患者，害怕、恐懼，又不得不面對現實，其心理活動十分複雜。這一系列複雜的心理變化又導致不同的生理或病理變化。因此，認識和掌握它的變化規律，與其各種治療措施密切配合，以達預期療效。本章著重討論腫瘤病人的心理變化及其規律以及對疾病治療，預後的影響等內容。

第一節　保護性醫療制度的心理學價值

任何人遇到順心的，與自己期望相符的事，就會感到高興、愉快、心情舒暢。遇到不順心，與自己願望相反的事時就會煩惱、痛苦，甚至消沈、抑鬱。這是人人都有經驗的生活事實。疾病影響著病人的心理狀態，而各種心理反應又積極或消極地影響著疾病的進程。人們對某一病變的心理反應強弱與否，和這一疾病的性質，嚴重程度以及病人對所患疾病的理解和評價有密切關係。例如患普通感冒，即使症狀體徵很明顯，甚至影響工作和學習，但大多數人都不會對這一疾病產生心理負擔，因爲人們都知道這是一種常見病，很快就會痊癒。如果是患了烈性傳染病或者惡性腫瘤，即使是早期發現，還未出現任何症狀體徵，人們也會感到緊張、恐懼和嚴重的精神壓力。

醫療文件具有法律效應和受法律保護，各種醫療記錄具有保密性質，除具體執行醫療活動的相關人員，任何人不得翻閱醫療文件（或病歷）。對某一病患診治的詳細過程只有具體執行者才清楚，醫務人員具有保護醫療文件的可靠和安全的責任和義務。因此，大多數病患對其所患疾病及其診治的全部過程並不完全了解，但有時爲了在治療或預防中取得患者及其家屬的配合，可視具體情況選擇性地告知其部份內容。

腫瘤，對所患病者是應激源，它使病人感到可能喪失生命和其它有價值的東西，一旦懷疑或確定自己是癌症後，許多患者會產生極度的恐懼和絕望情緒，意志消沉，嚴重者可出現情緒休克，如果這種情緒不能及時控制，病情就會急劇惡化，不利於治療及恢復。因此，是否將病情告知患者及其家屬，在什麼情況下告知最爲恰當，是一個面對現實的心理問題。據統計，約80%的患者願意知道自己的病情。通過對早期乳腺癌的調查發現，約半數病人知道自己患有乳腺癌後能冷靜接受；4%病人出現焦慮、抑鬱反應；9%的病人完全被「嚇倒」，對癌的恐懼使她們的生活遭到相當大的破壞，感到萬念俱灰，喪失希望。所以，對癌症的診斷和信息傳播是一件十分嚴肅的事情，不能馬虎和輕率處理。一般而言，對於早期發現，情況良好，過去生活較穩定，有比較正常的性格特點者，可以及早告訴病人眞實情況，鼓勵病人樹立信心，爭取在各項治療措施中充分合作。而對於具有特殊性格特點和情感反應的患者，一開始不讓其知曉病情是必要，強烈的情感反應往往會使病情加重，這時應首先進行循序漸進的心理啓發，開導和心理治療，讓患者樹立戰勝疾病的信心和決心，減輕對癌症的恐懼和憂慮，在適應病程和治療過程後再讓其逐漸接受事實，對其心理衝擊不會大，多數人在這種情況下能夠接受既成現實，對治療無疑是有極大裨益的。對於老年人或某些特殊病人，進行全信息封閉治療又另具重要意義。曾有一位老年性多發性骨髓瘤患者，在確診前按風濕病和類風濕性關節炎治療了兩年多，雖然病情越治越重，但病人堅信自己所患爲風濕性關節炎，能夠治好，雖在確診時已屬晚期，經中西醫結合治療一年多竟奇跡般的痊癒了，現已九年未見復發。

第二節　腫瘤病人共性與個性的心理變化

不同的腫瘤病人和個體，可出現不同的心理反應，雖然腫瘤病人的心理活動十分複雜，也不是沒有規律可循。當病人知悉自己患了腫瘤或癌症以後，其心理反應可分爲三個階段：

一、「休克」期(emotional shock)

此期比較短暫，約數日或數周，心理應激有不同程度的「休克」、「不相信」、「不聽話」，對任何別的外界信息都無反應。否認癌症的診斷，拒絕承認殘酷的現實，在心理上把自己封閉起來，照常工作、學習，以暫時維持心理平衡。但完全否認診斷的病人很少，更多的是壓抑自己對疾病的強烈情緒反應，常有孤獨和被遺棄感。如病人病前個性外向，具有攻擊性，常因受挫感和無助感引起敵對情緒，無休止的向周圍人發牢騷，傷害他人感情；繼而出現憂鬱、恐懼、緊張以及食慾不振、睡眠障礙等。

二、求索(barganing)退縮期

病人已接受癌症這個事實，千方百計探索治療方案，治療措施，尋求民間療法，四處求藥，八方投醫，寄希望於新藥妙方的發明，醫學奇蹟的出現，以求生存希望，即使已意識到自己的病不能治癒時，仍然希望得到醫治，希望自己能被治癒或者即使不能治癒，也將生命延長到一定的時間。這時患者能夠克服癌症帶來的肉體和精神痛楚，積極配合治療。有的病人則沉浸在「患癌」這一陰影中，作一些不切實際的工作和治療措施，逐漸中止家庭與社會義務，專注自己的生活。

三、知命(acceptance)與平靜期

這期患者能冷靜地面對即將發生的事實，變得興趣索然，冷漠地對待周圍的事物，

沉默寡言，心境平靜，治療合作，有輕度抑鬱、焦慮。晚期者則被動消極、應付，處於無望及無助狀態。

第三節　診斷早、中、晚各期腫瘤病人心理變化對腫瘤發展的影響

惡性腫瘤這一疾病對人類健康及生命的威脅越來越嚴重。曾幾何時，「癌症等於死亡」，談癌色變者不乏其人。但隨著科學技術的發展，人類文化生活水準的提高和有關防癌治癌等科學知識的推廣普及，人們對癌症這一惡性病變已有了較深刻的認識和比較全面的了解。不同部位、不同性質、不同階段的腫瘤有不同的療效和轉歸，不同階段的腫瘤患者有不同的心理變化，這種心理變化反過來又不同程度地影響著腫瘤的發展和預後。

一、早期腫瘤患者的心理變化對腫瘤發展的影響

目前國內外在腫瘤的防治方面仍然採取狠抓三早（即早期發現、早期診斷、早期

治療）。實驗材料和臨床研究表明，腫瘤的形成有一個相當漫長的漸變過程，由正常細胞發展演變成癌細胞大約需要十到十五年的時間（即正常細胞（1～2年）→突變細胞（10年以上）→癌前細胞（1年以上）→癌細胞）。因此，若能早期發現，早期診斷，對其治療和預後均有重要意義。

早期診斷是根治惡性腫瘤的關鍵之一，早期的惡性腫瘤大多數都有治癒的可能。有不少惡性腫瘤在其初發階段常有相當長一段時間處於很小的局限狀態，即「原位癌」階段，若在此階段發現並進行治療，即能痊癒。

雖然對於癌症的恐懼隨著對其研究的進展和人們認識的提高已有明顯減輕，「癌症不是絕症」這一觀念也越來越被人們所接受，但癌癌畢竟是一種嚴重威脅人類健康和生命的疾病，不管平時多麼堅強，心胸多麼坦蕩的人，一旦患了癌症，即使是早期，在心理上或多或少要受到打擊。如果生性樂觀，通情達理，遇事鎮定，能理智地對待疾病，有信心和疾病作鬥爭，並對癌症這一疾病有所了解，認識到早期腫瘤有可能治癒者，若能積極配合治療，其療效和預後都較好，這在臨床上不乏其例。有些人則比較悲觀、憂鬱、孤僻，對癌症懷有極度的恐懼，懷疑治療者，一聽到自己患癌，即使是早期，也會產生嚴重的心理應激，心理天平失衡，機體抵抗力下降，從此一蹶不振，腫瘤迅速發展，病情惡化，治療效果差，藥物副作用明顯，預後不佳。

二、中期腫瘤患者的心理變化對腫瘤發展的影響

由於目前對癌症缺乏早期診斷和令人滿意的治療方法，一旦發現並確診時，往往已是中、晚期，病情進展快，死亡率高。因此，對於中期腫瘤病人，病情的進展與其心理因素密切相關。有些腫瘤患者，能夠認識到心理因素與癌症的辨證關係，堅信健康的精神狀態能夠保持身體各器官功能的平衡，增強免疫功能，提高抗病能力，進而減緩癌細胞的增殖周期，其至使癌細胞逆轉。雖然開始時也驚愕、困惑，產生種種不安的情緒，但能很快地面對現實，振作精神，科學地把心理衛生和臨床治療結合起來，在現有的治療條件下，就能夠延長生存期，提高存活率。科學技術在不斷向前發展，先進的設備和藥物不斷湧現，只要存活下來，就有治癒的希望。

而有一些病人，因爲其本身的性格特徵或有恐癌、畏癌的不正常心理，似乎只要患了癌症，就必定要死亡，不可能還有生存的機會，一旦確定診斷，就如五雷轟頂，死到臨頭，由於極度的心理刺激，使病人在精神上受到嚴重的打擊和折磨，造成心理、

生理功能紊亂，臟腑功能失調，免疫功能降低等一系惡性循環，病情急劇惡化甚至過早死亡。更有甚者，由於心理極度失常，恐懼絕望而自盡。我們曾有一例肝癌病人，是一位機械工程師，平時便帶有精神性神經緊張，遇事敏感，喜愛了解一些醫學知識。曾因慢性鼻炎偶爾涕中帶血懷疑自己患了鼻咽癌，整日被「癌症」困擾，擔驚受怕，多次要求進行鼻咽癌的一系列檢查，檢查結果無異常，他還不放心，常拿著如《家庭醫生》、《家庭保健手冊》等科普讀物將自己的症狀體徵和書上所載逐一對比，總覺得自己活不長了，將有一天會證實他所患的是鼻咽癌。這種情緒持續兩年多，後因上腹部不適進行檢查，發現肝臟有占位性病變，精神全線崩潰，不吃不睡，不說話，面無表情，拒絕接受治療，不到一個月，病人就死亡了，屍檢結果發現肝臟占位性病灶僅屬中期。由此可見，心病比癌症更可怕。

三、晚期腫瘤患者的心理變化對腫瘤發展的影響

「癌症不是絕症」，這是腫瘤患者，特別是晚期患者首待建立的信念，也是每個人皆應具有的認識。臨床上相當多的晚期患者存活下來就證實了這一觀念的力量。

晚期腫瘤，大多數已失掉了手術、化療或放療等治療機會。癌症，往往給人心理上造成一種很難適應的壓力，尤其是晚期癌症，壓力更大，也是十分殘酷的現實。因其治療措施有限，如果病人心理、精神因素再不配合，則療效更差。臨床統計比較發現，晚期腫瘤患者的精神狀態和對疾病的態度，直接影響存活率。凡是充滿信心，堅決與病魔鬥爭的，有75%能存活五年以上，而認爲毫無希望，對治療失掉信心的，存活五年以上的，僅有35%。

腫瘤病人是以一年、三年、五年……來統計其生存率的，所以，病人在精神方面要找到長期而穩定的寄託，和癌症鬥爭是患者長期的任務。被譽爲「抗癌明星」的高文彬，當知道自己患了晚期肺癌時就想：「自然規律是違背不了的，我過去在生與死的問題上不知經歷了多少次考驗，難道現在就經不起癌症的考驗了嗎？決心一下，橫下一條心，心情反倒平靜坦然了。」他保持樂觀的心情，積極配合治療，加強身體及心理鍛練，至今已存活了十多年。

晚期腫瘤長期存活者不乏其例，大量的臨床事實證明，癌症並非絕症，也不等於死亡，那怕是晚期，治癒或病情穩定，帶瘤長期生存是完全可能的。

第四節　心理因素對機體神經、內分泌、免疫機制的影響

長期以來，人們認為疾病的產生基本上是由於生物學因素所致，然而從五十年代以後的研究發現，不僅身心疾病與心理——社會因素關係密切，而且純生物性疾病的發生發展也和心理——社會因素有相當的聯繫。據一些國家統計，在綜合性醫院門診病人中，有50～65％的病人發病原因與心理——社會因素有關；有30％純屬心理因素致病，而且臨床各科都有。心理因素對機體的影響是通過神經、內分泌、免疫系統而起作用的。

一、心理因素對機體神經系統的影響

據研究發現，在人的心理活動的同時將伴隨著一系列的神經生理機能的變化。外

界信息刺激作用於人的感官，引起神經衝動，經周圍神經和脊髓的感覺來到達腦幹時，一部分神經衝動經特殊傳導通路至丘腦，再到達大腦皮層感覺區及引起認知和情緒活動的其他皮層區；另一部分經網狀結構非特殊傳導通路，一方面與腦幹、脊髓其他神經元橫向廣泛聯繫，另一方面經下丘腦、邊緣系統到達相應的大腦皮層區。這樣，外界信息刺激作用於人體時，可引起中樞神經系統本身和由該系統所支配的軀體各系統、各器官廣泛的生理反應，以及相應的神經遞質和神經內分泌等生物化學反應。到達大腦皮層的一部分神經衝動被個體意識後，便引起複雜的心理反應，這些心理反應常以某些特殊色彩的體驗形式表現出來，如喜悅、憤怒、悲傷、恐懼等。由此可見，外界刺激可同時引起機體的心理反應和生理生化反應。心理反應和生理生化反應之間有無因果關係，一直是學術上有爭議的問題，現在可以肯定的說，兩者之間存在著因果關係，即心理反應是生理、生化反應的因，或者生理、生化反應是心理反應的結果，而這種結果是通過神經系統聯繫起來的。

植物神經系統，即交感與副交感神經系統與內臟功能關係密切。由於過劇，持久的外界刺激可使植物神經功能改變，引起相應臟器產生不可逆的器質性變化。由心理因素而致機體臟腑的病變的機制可能爲：外界刺激→大腦皮質功能變化→植物神經功能變化→內臟功能障礙→內臟形態學改變。

好的積極的情緒狀態，對個體的身體健康有促進作用，能爲人的神經機構增添新的力量，充分發揮機體的潛能。不良的心理刺激對機體產生負性刺激。在焦慮和憤怒時，交感神經系統高度興奮，出現心率增速，血壓升高，呼吸加快，面部蒼白或潮紅等。在情緒抑鬱時，也可引起繼發性植物神經功能改變，出現便秘、消化不良、腺體分泌減少等。如果能控制情緒，就會使植物神經系統的活動處於相對平衡狀態，所支配的臟器機能就不至於受到損害。

二、心理因素對機體內分泌系統的影響

內分泌系統是一個非常複雜的系統。靶腺分泌甲狀腺素、腎上腺素、去甲腎上腺素、性激素等。靶腺又受到垂體分泌的促甲狀腺素，促腎上腺皮質激素，黃體生成素，卵泡刺激素等激素的調節控制。垂體分泌又受下丘腦的控制，下丘腦分泌促腎上腺皮質激素釋放激素(CRH)，促甲狀腺釋放激素(TRH)，卵泡刺激素釋放因子(CHRF)和催乳素抑制因子(PIF)等，它們調節和控制垂體活動。丘腦下部則受大腦皮質制約。靶

腺活動可以影響上一層的內分泌活動，同時靶腺之間也相互制約，相互影響，形成大腦皮質——下丘腦——垂體——靶腺軸，如圖：

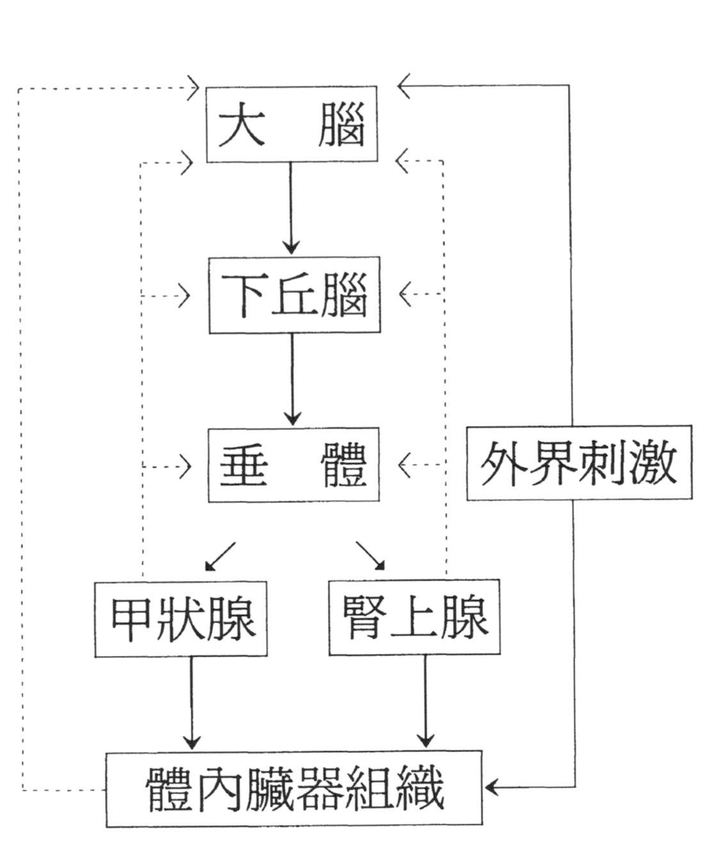

情緒反應時，內分泌變化是全面的。有人測定獼猴在72小時的迴避性條件反射訓練前、中、後內分泌變化的情況，發現腎上腺皮質激素，腎上腺素，去甲腎上腺素，甲狀腺素，生長激素，抗利尿激素是增高的，而胰島素、雄性激素及雌性激素的水準是下降的。甚至可用17—羥固醇的變化來測定焦慮、憂鬱等情緒變化。相反，內分泌變化也能引起情緒改變，如甲狀腺功能亢進易激怒，嗜鉻細胞瘤患者易產生陣發性焦慮等。由此可以看出，情緒因素對內分泌系統有重要的影響。

三、心理因素對機體免疫系統的影響

機體的免疫系統從易感素質和發病誘因兩方面對多種疾病的發生起著中介作用。近年來的有關研究證實，在心理應激狀態下，軀體的免疫機能發生改變，腎上腺皮質激素水準升高的同時，循環中的抗體和免疫球蛋白的水準明顯下降，T•B淋巴細胞活性受到抑制，血液中的環—磷酸腺苷(CAMP)含量減少，致使免疫系統不能正常的發揮其體液免疫和細胞免疫功能。動物實驗證明，在迴避性學習過程中，動物的被動免疫功能下降。含有心理—社會因素的實驗性境遇，如擁擠、噪音、約束及暴露在凶惡動物之前等，都能增加那些受免疫系統影響的疾病的易感性。

在臨床實踐中發現，強烈情緒變化可導致機體免疫機能的損傷，極度抑鬱者容易患傳統性疾病。在癌症患者中，樂觀豁達者，可調動體內潛力，使免疫機能增加。無症狀初期的肝癌患者一旦確診，如果一蹶不振，則病情很快惡化死亡。另外，社會——心理應激引起的免疫功能改變，在自體免疫性疾病及過敏性疾病中也起著重要作用。

第五節 腫瘤病人的心理變化規律

雖然腫瘤病人的心理活動十分複雜，病後各階段發生一系列的不同心理反應，但也表現出某些共同性和規律。病人的心理，從癌症潛伏期，診斷後，直到康復過程，均有不同的心理變化，這種變化影響著疾病的治療，預後和康復。若掌握了腫瘤病人的心理變化規律，在不同的階段，不同的時期採取相應的治療措施，對其疾病的康復大有裨益。

一、診斷前心理：

1. 癌前潛伏期：腫瘤處於潛伏狀態，由於病變未涉及重要臟器，對機體的功能還沒有造成嚴重的影響，病人亦無明顯的自覺症狀或體徵，僅偶感疲勞，正常工作量時比以前更感勞累，對某些曾經喜愛的事情（或活動）失去興趣和活力，情緒低落，周身不適，又無具體症狀，產生一種朦朧的「滅亡預感」。這種表現最初是從胰腺癌症人發病前觀察到的，以後發現胃癌和其他癌病病人在發病前也有類似表現，找不到嚴重的精神創傷或臟腑器質性病變。

癌前期病變的患者，情緒抑鬱而無法表達情感時，常表現出退縮、焦慮、緊張、易怒、睡眠不好、情緒不穩定。女性則常常因爲小事情而悲傷落淚。他們對各種外界刺激的反應過分強烈，情緒過分，激發後很難立即平復下來，好抱偏見，不可理喻，不適應正常的人際關係。

處於潛伏期的病人並沒有把自己和癌症聯繫起來，周圍的人雖然會覺得他有所變化，也很少會有想到他是否患了癌症。因此，往往錯過了早期發現、早期診斷、早期治療的機會，如果在這個時期發現，對其預後是非常有利的。

2.矛盾衝突期：當病人感覺有明顯的症狀或體徵，影響正常的生活、工作時。有些人憑著一些平時積累的有關腫瘤常識，開始懷疑自己所患的是否爲癌，想知道確切的診斷，又怕殘酷的現實，在就診與否之間徘徊。拒絕做各種檢查，總有「這不可能」的念頭，存在一種僥倖心理和好的願望。但疾病總使自己有不舒服的感覺，想去接受醫生的診治，又怕治療過程自己無法忍受。因爲存在這種矛盾心理，很容易就錯過良好的時機，直至病情惡化，病入膏肓。

二、診斷後心理

病已確診，病人知道了自己疾病的眞實情況後，原有的矛盾衝突心理即告結束，進入到情緒變化最快、最多的心理波動期。情緒波動是指病人接受診斷時表現出的複雜多變，跌宕起伏的心理狀態。這一期直接影響到疾病的預後，決定病人今後將採取何種態度對待癌症，對待生活，對待治療。這一期病人的心境十分壓抑，意志比較薄弱，從認識過程來分析癌症病人在這一期的心理，通常要經過下面幾個小階段。

(1)**否認階段**：當病人突然意識到自己身患「不治之症」時，在心理上一方面拒絕這一殘酷的現實，想方設法否認這個診斷，否認自己會得如此重病，總覺得自己不可能會如此不幸，而且在診斷後的前幾日病人常能如常的工作學習，有正常的生活，以藉此來做爲否認癌症的依據。另一方面，對這個現實又半信半疑，如果完全否認，似乎不合實際，自己畢竟有相應的臨床表現。這時病人情緒波動極大。

(2)**憤恨階段**：當診斷確實無疑時，病人往往對疾病感到憤懣，自己一向好好的怎麼突然就得了這種病，爲什麼腫瘤偏偏長在自己身上？同時，對周圍的人和事產生敵對情緒，無休止地向周圍人發牢騷，傷害他人感情。

(3)**妥協階段**：無可改變的事實，迫使病人與疾病妥協，同意家人朋友的勸告，接受積極的治療，進行適應的鍛練，有的病人還能戒菸戒酒及改變以前的不良習慣。

(4)**抑鬱階段**：當治療效果不滿意或治療無望，長時間生存即行泯滅時，病人便陷入極度的抑鬱狀態，默默無語，責己多於責人，對周圍事物漠不關心，與同事、朋友、家人疏遠，產生孤獨和被遺棄感。

(5)**接受階段**：病人在思想上，心理上已接受癌症這個事實，心情沉重而平穩，能夠正確對待疾病，認識到死亡是每個人都無法抗拒的，只是時間的先後而已。積極抗癌者，會特別珍惜這短暫的寶貴的時光，要頑強的活著，爭取多活一分一秒。消極等待者，對生活已經絕望，對康復失去信心，靜靜地等待死亡的來臨。

三、病情進展惡化期心理

通過相應的治療手段後，病情仍未控制，多次反覆，日益惡化，發展多處轉移。看見自己越來越差的身體狀況，病人對治療失去信心，認爲康復無望，這個時期的心理表現又分爲三個階段：

(1)**幻想階段**：患者已病入膏肓，仍然渴望出現奇跡，有神醫妙藥能夠挽救自己的生命，在這個時期，任何治療手段，病人爲了生存都願意接受。

(2)**絕望階段**：長期受病痛的折磨，病情日益加重，患者對一切事物都絕望了，表現爲煩燥不安，精神錯亂，大聲呻吟，對各種刺激反應強烈，以作爲要求援助的信號。

(3)**平靜階段**：幻想破滅，無所追求，無所希望，聽任於命運的擺佈，對一切事情都表現出冷漠虛無的態度，靜靜地等待即將發生的一切。

四、病情穩定期心理

通過積極的治療，病情得到控制，雖常有小的波動，各種症狀接連不斷出現，但總體看來病情比較穩定，病人能夠接受，這個時期病人的心理變化大體有兩種情況。

⑴病情被控制了，對治療抱著極大的希望，能夠認眞聽取醫務人員的意見，積極配合治療，充分有效地發揮自己在戰勝疾病中的積極作用，克服和避免消極影響。

⑵而有些病人，雖然病情穩定下來，但對前途仍缺乏樂觀，心情壓抑，有活一天算一天的念頭，被動地接受治療，依賴心理特別嚴重，孤僻古怪。這種病人往往遠期療效較差。

五、康復期心理

通過對腫瘤根治性治療以後，機體組織器官的器質性病變已經消除，腫瘤在體內已經相對不存在了，由腫瘤給機體帶來的痛苦已減輕或基本消失，病人進了了一個恢復健康的時期。

隨著醫藥科學的發展，癌症的治癒率、存活率及其生存質量在不斷提高，其死亡率和復發率在逐步下降。癌症不是絕症，不等於死亡的觀念已愈來愈被人們所接受。在現代醫學觀點上，癌症比心臟病、糖尿病是更能獲得痊癒的疾病，但這種發展趨勢和前景並不能使康復期的腫瘤病人對於癌症的擔憂和恐懼感有大的改變。很多已根治的腫瘤病人在心理上仍然很難消除「癌症就是死亡」的烙印。「死亡」的陰影總是時時刻刻或有或無地在患者周圍徘徊。因為癌症畢竟是一項世界性攻克難關，至今未找到一種根本性的解決辦法，一切診治手段都還在研究摸索之中，根治和緩解之間並無確切的界限，誰也不能絕對保證治癒後不再復發。患者內心時刻牢記著自己患過癌症，是「帶癌」生存者，就像體內埋藏著一枚定時炸彈，不知那一天就會爆發，心靈上總是蒙著一層凶吉難卜的陰影。一位日本醫師曾這樣形容腫瘤患者的心理，「像那些被納粹德軍關在集中營裡的囚犯一樣」。

康復期的腫瘤患者總的說起來是表面上樂觀，對生活充滿信心，計劃著恢復後的工作、學習、生活。但內心時常是憂鬱的，經不起一點反覆，若一次檢查結果略比以前異常，那怕是在預計範圍內的，也心情緊張，擔心復發，精神十分脆弱。有的人還抱有「做一天和尚撞一天鐘」的想法。

六、腫瘤復發轉移心理

復發和轉移是惡性腫瘤的特性，也常常是患者死亡的主要原因。腫瘤的復發是患者最擔心，最恐懼最頭痛的事情，由此而造成的精神打擊比初次診斷時更為嚴重，而且多次復發對病人精神上心理上的刺激起累加作用。腫瘤復發轉移一方面會大大地降低病人的心理承受能力和對醫療質量的信任程度。我們曾在廣東治療一組中、晚期肝癌病人，他們都是手術切除後進行化學藥物治療，因副反應嚴重而無法再堅持治療，轉而用中醫中藥療法者。因中藥無明顯的副作用，隨著療程的增加，病情逐漸好轉，他們覺得中藥治療比西醫治療痛苦少得多，對治療充滿信心，其中二例經過1年多的治療已恢復工作。但有一例則療效不理想，十個月後腫瘤復發，再次入院手術切除，從檢查發現腫瘤復發時起，他開始懷疑治療，從最初的完全信任變為否認態度，認為自己是一個特殊的個體，任何治療手段都無濟於事，擔心自己過早死亡後四歲的兒子無人撫養，脾氣變得暴燥易怒，對同期病友的勸告和安慰採取抵制態度，緊張、抑鬱、焦慮更加嚴重，變得悲觀絕望。失眠，食欲不振，消化不良相繼出現。

另一方面，腫瘤的轉移復發會使有些病人感到生命有限，常用工作來沖淡自己對於死亡的恐懼感，希望在短時間內完成許多健康時沒有做完的工作，就像衝擊後的反彈，使患者心情一步一步地朝著要「生存下去」的方向修正著。有一位物理教授，左腎癌晚期，已有右腎、肝、肺、脊椎、股骨等多處轉移的情況下，在和病魔作鬥爭的過程中，坐在輪椅上堅持搞科研，撰寫著作。她說：「我已明白了生命的可貴，過去一天，我就離死亡更近一步。工作，可以分散對病情的注意力和減輕內心的恐懼。」

有的腫瘤轉移，復發患者則非常懷念病前的一切，既知自己將不久於世，對人世間的事情十分留戀，在許多面臨死亡病患的日記裡，無不對光明加以歌頌或者對所見世界有特殊的感動。日本某醫院精神科醫師西川先生患前列腺癌，在病情加重，發現癌細胞遠處轉移時在日記中寫到：「妻子打掃地板，擦桌子，開水龍頭準備洗澡，忙著進進出出的姿態，眞是優美極了。」在與家人一道散步的心情「……我仰躺在乾淨的布巾上。雖是秋天，海邊的陽光耀眼眩目，深呼吸，海潮味滿鼻。好幾幕記憶在腦海掠過，不愉快的往事，悲傷的往事，厭惡的往事……不管那一種往事，都那麼令人懷念」。另一位日本醫師得知自己所患的惡性纖維瘤復發，在感到震驚的同時，心靈上對人世的一切有著不可異議的體驗：「世界一下子變得閃耀還起來，到超級市場購物的顧客閃耀著；邊跑邊繞圈的小孩閃耀著；狗，飽垂的稻穗，雜草，電線桿，小石子也都閃耀著美麗的光芒。回去宿舍，看到妻子，尊貴得令人想合十禮拜」。當意識到「死亡是不可避免的」，不管今後還有一年或三年，對於現在這一刹那的生命，都會有濃厚的興趣，會使感性異於平常幾十倍的銳利。

七、腫瘤病人病危期心理

晚期腫瘤病人，由於腫瘤對機體的消耗及各種合併症的出現，病情日漸嚴重、危急，隨時需要搶救和特別護理。這個時期病人的心理可分爲三個時期：

(1) **焦慮期**：病危期患者由於病情危急，醫院爲了更成功的搶救病人的生命，對病危期病人常安置於監護室或搶救室進行治療。由於治療環境的改變，患者意識到自己病情有所變化，心理上首先出現焦慮。焦慮是們對環境中一些即將來臨的，可能會造成危險和災禍的威脅或者要作出重大努力的情況進行適應時，主觀上出現緊張和一種不愉快的期待。也就是一種內心緊張、預感到似乎即將發生不幸的心境。焦慮爲病危者初期的心理反應，是一種合乎邏輯的心理反應，是原始心理防禦機制的反應。這時採用合理的心理安慰，必要的保證，可使患者的焦慮減輕。少數焦慮現象嚴重的患者，可同時出現心悸、多汗等症狀，給予抗焦慮藥物能緩解。3～4天後，多數病人隨治療過程的熟悉及病情的穩定，焦慮逐漸減輕或消失。

(2)**否認期**：臨床上約有半數以上的病人產生心理否認反應。這種反應，多數病人在進行搶救治療的第二天出現，第三天或第四天達到高峰。患者常聲稱自己的病情和以往一樣，根本不需要進行特殊治療，也不用住監護病房或搶救室。特別是病前有心理障礙或情感異常者，往往有長時期持續的心理否認，拒絕接受醫囑。這也是一種保護性心理防禦反應。爲避免去加重病人的心理反應和病情，要耐心解釋，與病人協商，尊重他們的合理要求，幫助其恢復自制能力，防止對立情緒的發生。

(3)**憂鬱期**：這個時期大約發生在病危搶救治療後的第五天，約占病危病人的33%。若搶救治療使病情並無明顯的改觀或繼續加重，病人會出現憂鬱期反應，對一切事物不感興趣，自我評價過低，消極意念，不願多話，對恢復健康缺乏信心和勇氣，持悲觀消極態度，對治療中遭受的痛苦與不適，不能忍受，不願與醫務人員配合。這個時期的病人，病情容易繼續惡化。

病危不一定是不可逆的，如果搶救及時，護理得當，病人與醫務人員間在主、客觀上緊密配合，消除各種合併症，病人還是有可能度過危險期轉入平穩的。只有患者有了積極主動的求生意識，緊密配合醫務人員的搶救治療，就還有搶救成功的希望。

八、腫瘤病人瀕死前期心理

當病情繼續惡化，病人由病危搶救進入瀕死搶救階段，此階段的病人心理變化又可分爲三個時期：

(1)**心理否認期**：這時病人對於迫在眉睫的死亡持否認心態，表現出強烈的求生欲望，否認自己已病入膏肓，覺得死亡是「不可能發生的事」，「他們一定搞錯了」，自己還有被搶救和治療的機會，希望奇跡出現。大多數病人不願意接受腫瘤復發，轉移擴散的事實，也切忌和別人談論自己的病情，表面上仍然很樂觀地計劃著康復後的工作、學習和生活，以減輕內心的痛苦和對死亡的恐懼。

(2)**死亡恐懼期**：當病人得知病情確實無挽救希望，預感死亡即將來臨，心情變得異常激動，思緒起伏，矛盾交織。「快死了，應該做些什麼才好！不！就在恐懼中死掉算了，什麼都放棄吧！」這是日本一位癌症患者臨終晚的日記。「死亡是可怕的。」這是大多數臨死者共同的心理。有的病人此時恐懼與憤怒交替出現，害怕自己突然死去，不願熄燈，不願睡眠，拒絕用鎮靜劑，害怕孤獨，不許醫護人員或家人離開自己，與親人頻頻回憶過去的「美好時光」，或交談後事，同時又對醫護人員或親人抱有無比的希望，盼望有奇跡能扭轉自己的厄運。此時，病人心情極爲矛盾，思緒波動極大，有的則表現出不合情理的態度，同時又極其希望別人能給他以撫慰，鼓勵，關心和照料。

(3)**心理接受期**：這是垂危病人的最後階段，病人已確信死亡即將來臨，心理十分平靜，對死亡已有充分準備，從容地告別人間。雖然病人表面上顯得很累，但心裡很平靜。前列腺癌患者，日本千葉醫院精神科醫生西川先生臨終前說：「現在，我對死亡毫不恐懼，面臨死神威脅的心情已經緩和下來了。……從發病之前，想要比別人多活一倍的我，走到現在這般清心寡欲的道路是多麼漫長。我已經克服了死亡的恐懼。現在，我比以前更能體會出剩餘時間的珍貴。」

第六節、腫瘤治療選擇心理

腫瘤是一類全身性疾病的局部表現，是機體組織細胞在不同的致癌因素長期作用下，發生一系列過度的、不協調的增生和異常分化而形成的新生物。因腫瘤生長的部位，性質或階段的不同，又將採取不同的治療方法。其治療方法包括手術切除，化學藥物，放射治療三種傳統治療手段和中醫中藥治療及綜合治療。到目前爲止，對腫瘤病仍缺乏早期發現，早期診斷的根本性措施，多數病人在就診時已屬中、晚期，約70％以上的患者發生各種不同類型，不同程度的轉移。所以，任何單一手段的局部治療，均難以徹底治癒。因此，綜合治療也是非常重要的。癌腫的治療多數是損傷性的，不少病人對於抗癌治療懷有恐懼心理，病人在治療選擇方面對於不同的治療手段又會產生不同的心理變化。

一、外科治療心理

外科治療是目前治療腫瘤方法中應用最廣泛和最重要的手段之一，特別是早期腫瘤，已基本上成爲根治性手段。適宜於外科手術治療的惡性腫瘤有：皮膚癌、軟組織腫瘤、骨肉瘤，呼吸系統腫瘤，消化系統腫瘤，泌尿生殖系統腫瘤，腦和神經系統腫瘤，其他還有乳腺癌，唾液腺癌，甲狀腺癌，畸胎瘤等。

由於惡性腫瘤生長和擴散的方式特殊，手術範圍比較廣泛，破壞性較大，甚至有的手術會造成局部殘廢。又因惡性腫瘤具有浸潤和擴散之特性，對早期病人多能治癒，對中、晚期病人手術治療就受到不同程度的限制。手術治療對腫瘤病人來說是極爲嚴重的心理刺激，需要手術的病人在心理上十分矛盾，女性病人尤其担心手術帶來的形體毀損性後果，如乳房根除及骨盆腔手術者，爲手術後美觀和性生活而顧慮重重。他們即希望乾淨徹底切除癌腫，又害怕手術反而加重病情，甚至發生手術中擴散，無法徹底根治，以致今後癌腫將會繼續威脅自己的生命，產生不安全感。有一些病人，因對手術這一治療手段不甚了解，缺乏有關的解剖、生理學知識，把手術過程想像得很可怕，把麻醉過程想像得很玄妙，對大量出血、感染等不知會發生怎樣的情況，導致怎樣的後果而產生心理衝突，焦慮不安，對可能出現的危險、威脅無能為力而苦惱。這些負性情緒直接影響著手術的效果。一般來說，為手術担憂是腫瘤病人應有的心理過程，但焦慮過度，病情又非早期，不但手術效果不好，預後也不良。

手術是臨床治療腫瘤病的主要手段之一，它的治療比其他非手術治療手段有其自身的特殊性。手術對象是帶有能致人於死地的腫瘤，手術治療的方法：「整塊切除」，甚至一個臟器或幾個臟器又是一般人所陌生的概念。一般情況下，手術治療會給絕大多數的受術者帶來康復，但是癌症手術尚有使病情加重，威脅生命等潛在危險。因此，腫瘤的手術治療具有兩重性，它既有去除病灶，修補組織的功能，也有損傷組織、器官並致腫瘤擴散的可能性；既可能解除病人肉體上的痛苦，又可因破壞性手術而增加病人精神上的負担。在手術治療的全部過程中，可能引起病人及其家屬因對手術誤解而產生的種種疑慮，這又會影響病人接受手術的勇氣和決心，以致於給手術過程和術後恢復帶來不利。受術者以何種心態接受手術，能否和諧地配合手術治療，對其療效有直接而明顯的影響。臨床上發現，凡是在外科切除術前表現抑鬱絕望的腫瘤患者，不僅手術過程容易出現意外，術後傷口癒合慢，而且近期復發率高。因此，外國有的醫生拒絕爲情緒嚴重低落的腫瘤病人作手術。

二、放射治療心理

放射治療是利用如χ、β、γ等各種射線以及高速發射的電子、中子和質子等照射腫瘤所直接產生的電離或激發作用，使腫瘤細胞的DNA分子遭到破壞而致死亡。除射線的直接作用外，射線還可能使機體內環境的水電離產生不穩定的、化學活性很強的自由基團，可對腫瘤細胞起抑制和殺滅作用。放射治療這一手段並非對所有的腫瘤都適合，它是有選擇性的，經實驗研究和臨床實踐表明：

(1)對放射敏感的腫瘤有網狀內皮系統的腫瘤（如淋巴瘤、何杰金氏病、網狀細胞肉瘤、白血病、尤文氏肉瘤、多發性骨髓瘤等），各種胚胎瘤（如睪丸精原細胞瘤、無性細胞瘤、腎母細胞瘤等）。

(2)對放射治療有效的腫瘤有鼻咽癌、子宮頸癌、皮膚癌、唇癌、舌癌、口腔黏膜癌、喉癌、腮腺癌、眼瞼癌、鼻竇癌、甲狀腺癌、肺癌、食道癌、陰莖癌、外陰癌等。

(3)對放射治療不敏感的腫瘤爲大部份的腺癌、纖維肉瘤、骨肉瘤、肌肉瘤、惡性黑色素瘤等。

放射治療雖然對腫瘤病有治療作用，同時對機體全身或局部也有一系列的副反應，因此，在選擇放射治療這一手段時，病人心理上又會產生某些改變。

放射治療對腫瘤病無疑有是有治療作用的。由於多數人對放射治療的原理、過程和療效不甚了解，平時接觸一些放射治療後的患者，看到或者聽到由放射治療引起的毒副反應，如大面積照射全肺、全腹，全縱膈以及何杰金氏病的斗蓬式，倒「Y」式照射，全身副反應大，局部出現紅斑，色素沉著，組織壞死，潰瘍，脫髮等，使病人對放射治療這一治療手段產生恐懼、緊張心理，接受治療時心情沉重，担心放射治療導致某些繼發性腫瘤如白血病、不孕症和其他放射病，並對其療效抱懷疑態度，因此而產生抑鬱和焦慮。

病人是否接受這一治療及合作的態度對療效非常重要，情緒可影響體內的生理、生化變化。因此，醫務人員要讓病人減輕心情負担，解除不良情緒，讓他們更多的了解放射治療這一手段對自己所患疾病的治療意義，知道每次治療的程序和治療後所發生的生理變化，如何預防和處理副作用，增強自信心，盡量與醫務人員合作，才能獲得滿意的療效，達到預期的目的。

三、化學藥物治療心理

惡性腫瘤的手術和放射治療已有較長的歷史，是治療惡性腫瘤的兩個重要手段；特別是近些年來由於手術方法的改進，放射技術的進展，療效已有較明顯的提高。但這兩種方法均屬於局部治療手段，在臨床上有其一定的局限性。

由於實驗腫瘤學，分子生物學，細胞動力學，藥代動力學，臨床藥理學以及免疫學研究的迅速發展，對惡性腫瘤有了較深刻的了解。鑒於認識上的深入及化學藥物治療的不斷改進和完善，惡性腫瘤的化學治療已成爲三大治療手段之一，已由姑息性治療轉爲根治性治療。目前，單用化學藥物可治癒十多種惡性腫瘤，並能使二十多種腫瘤經化學治療得到緩解，症狀改善，存活時間延長。

化學治療適應於：

(1)對化學藥敏感性高的腫瘤有造血系統惡性腫瘤：白血病、惡性淋巴瘤、惡性組織細胞病、多發性骨髓瘤。

(2)對化學治療比較敏感，療效較好的腫瘤有皮膚癌、絨毛膜上皮癌、精原細胞瘤、惡性葡萄胎等。

(3)用於惡性腫瘤手術或放射治療前的治療前準備。

(4)惡性腫瘤手術或局部放射治療後的鞏固治療。

(5)惡性腫瘤已廣泛轉移或有遠處轉移而不適宜手術或放射治療者。

(6)惡性腫瘤手術或放射治療後無效而復發或擴散者。

(7)胸腔或腹腔等癌性體腔積液時，可向腔內注射化學治療藥物。

(8)惡性腫瘤壓迫上腔靜脉、呼吸道、脊髓或腦轉移導致顱內高壓，常首先用化學治療縮小癌瘤體積，減輕症狀，然後再施以放射治療或手術。

人體是一個極爲複雜的有機體，病人自身的抗病能力將參與治療的全過程中，良好的情感狀態既可以提高機體的抗癌能力，又能夠增強病人對治療反應的耐受性，從而產生藥物所起不到的作用。所以，癌症病人良好的情緒是完成治療任務的重要因素。臨床上發現，在化學治療過程中，情緒反應強烈的，其藥物副作用也較明顯，某些病人甚至出現條件反射性噁心嘔吐。

目前有些臨床醫師對化學治療缺乏新的認識，也有些醫師濫用化學治療藥物招致不良後果，以及人們見到一些腫瘤患者比較嚴重的毒、副作用如骨髓抑制、心力衰竭、心肌炎等心血管系統的反應以及噁心、嘔吐、肝功能損害、血尿、腎功能等消化、泌尿系統反應和其他局部的紅腫，組織壞死等，致使病人在選擇化學治療時產生恐懼、抑鬱、臆想和不安全感等異常的心理反應，對能否治癒腫瘤產生懷疑。

化學藥物的療效是病人最關心的問題，他們担心化學治療對機體的損傷那麼大，能否治療癌症，既然對腫瘤有效，與同損傷機體比較起來，身體損失更大，還不如不用化學治療。因此，要使病人從心理上接受化學治療，必須向其說明化學治療的重要性和必要性，樹立正確的治療觀念，相信醫生，配合治療，頑強的和腫瘤作鬥爭，以利早日康復。

四、中醫中藥治療心理

用中醫中藥治療惡性腫瘤，有其獨到之處。它既重視整體觀念，辨證論治，又吸收抗癌中藥研究成果，辨證與辨病相結合。中醫中藥以其數千年醫學寶庫中的瑰寶遺產，經無數醫務工作者發掘和弘揚，在治療各類疾病和惡性腫瘤方面累積了許許多多行之有效的方法和經驗。幾千年來的探索和實踐，中國醫學在惡性腫瘤的治療方面形成了它自己獨有的特色。中藥確有抗癌作用，在腫瘤的治療中，和化療成爲藥物治療的兩大支柱。中藥能夠全方位地調整機體功能，間接抗癌，改善症狀，延長生存時間，提高生存質量。用中藥治癒的腫瘤不易復發，它不僅毒副作用少而且輕微，並能增強其它療法的療效和減輕放射治療、化學治療的毒副作用，對放射治療和化學治療還有增強作用。

中醫藥因其獨有的特點，腫瘤病人在接受中醫中藥的治療時各有其不同的心理狀態。文化素養較高和對腫瘤病和中醫中藥有所了解的病人，在接受中醫中藥治療時態度比較誠懇，甚至自行要求中藥治療，他們相信幾千年來久盛不衰的中國醫學理論深奧，藥味衆多，全面兼顧，久服無明顯的毒副作用，據實驗研究和臨床驗證確實能夠抗癌。但顯效慢，服藥時間長爲其缺點。有的人雖然相信中醫中藥的療效，但怕耽誤病情，在接受中醫藥治療的同時，又千方百計的尋求其它療法。有些病人則因爲放射治療、化學治療的毒副反應大，希望配合中醫藥治療，以減輕其毒性作用，把中醫藥治療當作一種輔助療法。有些病人在其他各種治療都失敗之後，抱著試一試的心理接受治療，他們並不相信中草藥能夠治療疾病，但苦於別無他法，被動接受。總之，對中醫中藥的認識多種多樣，其心理變化也不盡相同，不管怎樣理解，中醫中藥在腫瘤臨床上的貢獻是有口皆碑的。

中國傳統醫學治療腫瘤的方法很豐富，形式多樣，內服、外敷、火罐、針灸、氣功等都不失爲有效的措施。但因其形式古老，理論深奧，與現代醫學比較，很多人難於理解，加之治療時間長，顯效慢，病人常因急於求成而對其治療失去信心，半途而廢。若病情稍有反覆，立即對其療效產生懷疑。因此，醫務人員應當爲充分發揮中國古老的醫藥寶庫在腫瘤治療上的作用而努力，給病人以信心和勇氣以達機體早日康復。

五、綜合治療心理

腫瘤是一種全身性疾病的局部表現，任何單一手段的局部治療，均難以徹底治癒。西醫對於腫瘤的治療，經手術，化學治療，放射治療，免疫等療法均未獲得理想的效果；中醫以清熱解毒，活血化瘀，軟堅散結，扶正培本等法則雖獲得較好的效果，但也待長期觀察。因此，綜合治療就顯得愈來愈重要。

所謂綜合治療，就是根據腫瘤病理類型，病期早晚，病體盛衰，分別採用兩種以上手段的綜合性治療，充分挖掘各個領域的潛能，發揮各學科的最大優勢，揚長棄短，擇優集精，制定出最佳治療方案。據統計，目前通過綜合治療已有50%以上的患者被治癒，25%的患者可以長期緩解。因此，對於腫瘤的防治，必須依賴綜合性治療，方可達理想治癒之途。

腫瘤病往往給人心理上造成一種很難適應的壓力，有些病人及其家屬因求醫心切，常病急亂投醫，爲了增加保險係數，認爲多一些方法，多用一些藥物會更好，這樣就等於綜合治療。殊不知對於腫瘤的治療並非藥物、方法越多越好，應該尊重科學，相信醫生，增強戰勝疾病的信心和克服困難的決心，誠懇地接受醫生根據病況而制定的綜合性治療計劃，有秩序有規律有步驟地實施治療措施，對其康復才是有益無害的。

對於綜合性的治療計劃，若與病人講明其優缺點，進行的先後順序以及對疾病的重要性和必要性，病人一般都容易接受。爲了保全生命，他們可以克服困難，相信綜合性治療會比單一方法好。有少數病人則懷疑綜合性治療的效果，認爲多種方法先後進行，可能是各種方法都沒有效果，腫瘤是絕症，任何治療手段都無濟於事了，自己不知道那一天就會死去，對治療失去信心，產生悲觀，失望情緒，採取不合作的態度。即使勉強接受治療，內心也不平衡，以爲自己是醫生的實驗品，對治癒根本沒有希望，只不過活一天算一天罷了。他們會不時的向醫務人員提出許多不適應的問題以藉故放棄治療。這類病人的預後往往不好或者病情急劇惡化，過早地死亡。

第七節、腫瘤病人的心理治療

心理治療又稱精神治療，是應用心理學的原則和技巧，通過醫務人員的語言或行爲，以及人際關係的交往，改善病人的情緒，提高病人的認識，解除其顧慮，增強戰勝疾病的信心和能力，以達到改善患者的心理狀態和行爲方式，從而減輕病痛和提高治療效果的目的。

心理治療自古以來就存在，其歷史淵遠流長，早在氏族社會中，部落中如果有人生病，就被認爲是大自然的「神靈」降災所致，爲此採取祭祀，還「願」或贖罪等方式以求免除災禍，這種氣氛給病人帶來希望和信心，穩定了病人因恐懼而受到騷擾的情緒，部分病人因此而治癒，這其實就包含著心理治療成分。二千多年前，《黃帝內經》就已認識到心理治療的重要性，「精神不進，志意不治，病乃不癒」，十分強調：「治神入手」，「治神爲本」。在西方，早在古埃及和古希臘時代就對心理治療相當重視，當時已強調把「言語」作爲一種治療疾病的工具。隨著社會的進步和科學技術的不斷發展，到上世紀五十年代以後，心理治療已作爲一種不可缺少的治療方法被廣泛應用於臨床各科。

心理治療的重要性在於心理因素與疾病的全過程均有着十分密切的關係。首先，心理因素是一種重要的發病因素，它不僅在心因性疾病中是主要的，就是在器質性疾病中有時也可成爲重要的誘發因素。其次，在患病的過程中，病人會產生各種各樣的心理反應，這會對疾病的預後發生重要的影響。心理治療並不是作用於局部的組織器官，而是影響整個機體的功能，有時甚至還包括患者與家庭環境的關係。在鞏固和提高療效方面，心理治療更顯得重要，它能幫助病人增強自我克制能力，提高藥物療效和適應社會能力。對各種難治的病例（如惡性腫瘤）就顯得更爲重要。所以，要使醫療質量有所提高，就必須重視心理治療的開展。

在腫瘤病的病因病機以及診治過程中，心理因素的作用一直貫穿着這一全過程的始終，因此，對腫瘤病人進行心理治療，是對客觀醫療的配合和補充。據大量臨床觀察發現，凡精神樂觀，戰勝癌症信心強，家庭社會給予溫暖多的患者生存時間長而且生存質量高，而那些喪失求生意志的人，或得不到社會關懷者，生存時間短並且質量差。因此，幫助腫瘤患者建立良好的心理環境，保持積極樂觀的態度，提高戰勝疾病的信心和決心是極其重要的，也是腫瘤工作者和全社會應盡的人道主義責任。

一、一般心理治療

一般心理治療適合於各種腫瘤病患者，是心理治療的基本技術，它具有支持和加強病人防禦機能的特點，能使病人增強安全感，減少焦慮、恐懼和不安。最常用的方法有解釋、鼓勵、安慰、保證和暗示等，在這些方法中，尤以解釋最爲重要。

1. *解釋*：解釋是一般性心理治療最基本的方法，其他療法都是建立在這一方法基礎上的。人們患病後，由於缺乏對自己所患疾病性質的認識和了解，容易產生焦慮不安和緊張情緒，如果病人不能主動配合治療，就會給治療帶來不必要的阻礙。因此，醫務人員及時向病人進行解釋尤爲重要。解釋就是向病人說明道理，幫助病人消除顧慮，樹立信心，加強配合，爲繼續治療創造良好的條件。

對於惡性腫瘤患者的解釋工作又因疾病性質的不同而有異於其他疾病的解釋。病前人格特徵較正常的患者，平時心胸開闊，性情樂觀，心理穩定，理智而堅強，願意知道自己病情的眞實情況者，可以告訴他們眞實情況，說明惡性腫瘤的性質，生長規律以及目前對其治療現狀，讓患者明白癌症並不可怕，樹立信心，最大限度地調動他們的積極性以配合治療。對這一類病人，隱瞞病情反而會引起他們的懷疑、猜測，迴避他們的病情常常傷害他們的自尊心，對治療反而不利；對那些不知道自己身患惡性腫瘤，能夠安心接受治療的患者，可以對其保密，醫務人員和家屬親友應統一口徑，予以解釋，使病人在毫無知曉的良好心態下安心接受治療。而確實患了癌症自己卻不相信病情又不願意接受治療者，應謹愼地向患者說明疾病的性質和將產生後果，治療的目的和希望，以解除恐懼感，使病人能夠安心接受治療。在治療過程中，對治療方案，療效以及藥物的正副作用，可視病人不同作必要的解釋工作，使病人對治療充滿信心，主動積極配合。

總之，解釋必須針對病人的具體病情和心態，講究方法和技巧，以有利於病人的治療爲最高原則。在解釋時，必須避免和病人發生爭辨，不要強迫病人接受醫務人員的意見。在病人不能接受醫生意見時，可暫時調換主題或不作結論，不要操之過急，要允許病人情緒上的反覆。解釋還可以動員家屬、親友，甚至已被治療的病人共同來進行，以提高效果。

2.保證：病人對自己的疾病經常出現多疑和焦慮緊張的情緒，特別對自己的健康和前途擔憂，醫生要及時以充分的事實爲依據，用充滿信心的態度和堅定的語調，向病人作出某些保證，甚至承擔責任，以消除病人的緊張和焦慮情緒，喚起希望和信心。對於腫瘤病人，醫務人員對其給予某些適當的保證，以堅定他們戰勝疾病的信心是必要的。

(1)良性腫瘤病人，視其發病部位不同，可對其作肯定治癒的保證；

(2)對一些治癒率較高的惡性腫瘤，如乳腺癌、卵巢癌、子宮頸癌、皮膚癌等，若爲早期發現，可以向病人作比較肯定的治癒保證；

(3)一些治癒率較低的惡性腫瘤，如肝癌、肺癌、腎癌等，不能作出治癒的保證，但應向患者介紹治癒病例，介紹突破生存期的病例，以堅定病人的治療信心；

(4)對於晚期惡性腫瘤和已經肯定不能治癒的病人，應對其最短的生存期限做出保證，同時應介紹突破生存期限，甚至完全康復的病例，不致於使病人絕望。

3.鼓勵與安慰：鼓勵與安慰主要是在病人情緒低落、悲觀失望、缺乏自信心和具有強烈自卑感時施行的一種心理治療方法。惡性腫瘤患者的心理變化比一般疾病患者要強烈得多，特別在接受各種治療，以及經一段時間的治療後效果不明顯或病情出現反覆時，心理負擔重，情緒波動大，主要表現爲緊張、恐懼、焦慮、抑鬱、孤獨、憤怒、悲觀絕望，更有甚者企圖自盡。因此，及時給予患者以鼓勵與安慰，使患者振作精神，建立信心，鼓足勇氣，提高與疾病鬥爭的能力和應付危機的本領，是完全必要的，只有患者以積極的心態接受治療，緊密配合，才有可能康復。

4. 暗示：就是通過語言、藥物或理療等方法使病人不經邏輯判斷，直覺地接受醫生灌輸給他的觀念來消除症狀，其中以語言暗示最爲重要，在對病人進行解釋、鼓勵、安慰和保證時，都包含着暗示的作用。在暗示治療中，病人的情感極爲重要。如果病人對醫生信任，關係良好，就容易無條件地接受暗示治療。假如情緒對立，就會無條件地拒絕暗示。

惡性腫瘤病人病情嚴重，心理變化十分複雜。因此，醫院的信譽，人才結構，良好的服務，舒適的治療環境，方便的醫護制度，先進的儀器設備，都起着暗示病人安心治療的作用。醫護人員熱情誠懇的態度，兢兢業業的工作精神，中肯的語言，平靜而愉快的表情都對病人有積極而良好的暗示作用。在解除病人心理障礙之後，使患者保持健康的心態，對疾病的治療和康復無疑是有積極意義的。對少數病人根據其人格特點和病情的需要，還可在催眠狀態下進行暗示治療。

二、特殊心理治療

對於病前有人格障礙或特殊性格特點的病人，尤其是那些有明顯心理創傷，但因種種原因不願輕易吐露其隱藏在內心深處痛苦的腫瘤病人，如果用一般心理治療方法則達不到治療目的。對這類病人，必須對其進行個別深入的心理治療。個別深入的心理治療是由醫生有計劃有步驟地通過會談方式與病人進行的一種心理治療，它的目的是重新對人格發展進行指導，改進人際關係，鼓勵病人建立信心，加強自我訓練，克服病態症狀，提高適應能力。這種治療可除去病因和預防復發的作用。特殊深入的心理治療可分爲以下三個階段：

1.耐心地傾聽病人訴述：耐心地傾聽病人的訴述是個別深入心理治療的關鍵。誘導病人暢所欲言，一方面可以從病人語言中詳細了解病人的有關職業、工作生活環境、家庭狀況等材料，以利把握引起疾病的心理——社會因素。另一方面，病人有了可以毫無顧忌的傾訴對象，把長久以來積聚在心中的苦悶表達出來，使其心情舒暢，同時也建立起良好的醫患關係，爲心理治療創造有利的條件。

醫生在傾聽病者訴述時，應注意以下幾點：

(1)要理解、同情和尊重病人，要使病人相信醫生是自己最好的朋友，能幫助他們解決自己不能解決的問題；

(2)病人在敍述時，不免東拉西扯，嘮嘮叨叨，有的由於幻覺、妄想或歪曲了事實，此時醫生要啓發病人講述與疾病相關的問題。在交談過程中，醫生還應該把解釋、保證、安慰和鼓勵以及暗示等普通治療方法有機地結合起來。臨床上有不少病人，在醫生啓發誘導下說出多年來自己鬱積的心理苦悶，病情就可能得到很大的改善；

(3)在與病人交談過程中，要適時地滿足病人的某些要求。在患者心目中，醫生的身份是很重要的，如能滿足病人恰當的要求，將會得到病人更信賴和尊重，更有利於醫患關係的改善和合作。

2.與病人一起分析病史材料，研究治療辦法，幫助患者提高對疾病的認識：醫生在廣泛調查核實病史材料的基礎上，和病人一起分析腫瘤病的發病因素，找出其中的相互關係。五十年代以前，醫學上只把腫瘤病看作生理性疾病，對心理——社會因素與腫瘤的關係了解甚少，隨着科學技術的發展，已有大量的研究材料和臨床實踐資料證實，腫瘤病與心理——社會因素密切相關，腫瘤特別是惡性腫瘤作爲一種心因性疾病已得到很多人的認可。因此，醫生有必要向患者介紹惡性腫瘤形成的原因，病機以及發展與轉歸和心理——社會因素的關係，與患者一起回憶過去生活中引起重大精神刺激的事件，研究解決辦法，鼓勵病人以最大的勇氣和醫生共同來完成這一任務，要求患者從第三者的角度來看待自己的問題，可以更客觀，更積極的調動患者的主觀能動性。

施行深入的特殊心理治療，必須循序漸進地進行，要經過較長時期的說服，再教育才能完成。如果在治療過程中，病人出現反抗情緒並日益加重，則應暫時停止治療，待其恢復平靜後再繼續。

3.鞏固成績，提高療效，預防復發：這一階段的病人，要鼓勵其在醫生的指導下，針對自己存在的問題和弱點，積極地進行自我鍛鍊，以提高療效和預防復發。自我鍛鍊包括思想意識，思維方法，個性特點，生活安排等方面，矯正過去不良習慣和行爲方式。腫瘤患者在生理和心理康復過程中，必須強化生存意識，加強信心和期望，消除緊張的外界刺激，積極參加適當的文康活動，豐富生活內容，保持良好的情緒狀態。在進行自我鍛鍊中，除了要接受醫生的指導外，病人家屬和有關方面的支持，幫助與療效密不可分。

三、集體心理治療

集體心理治療是指醫生和患者是一對幾或幾對幾的治療方式，即一個醫生向兩個以上的患者進行談話、示範或討論。有時醫生、心理治療家、護士、社會工作者與許多患者一起進行集體的語言交流。

在特殊情況時，醫生向病人以及與病人有關的一些人員，如家屬、親友或同事同時進行治療，這對病人是治療性的，對其他人員則是教育性和預防性的，同時又產生一種病人感到周圍的人都在關心他，同情他和幫助他的治療氣氛。

患同一性質心理障礙的病者，集中在一起進行心理治療，互以對方為借鑒，效果更好。如家庭療法，婚姻療法和聚會交流療法等。

腫瘤病人的集體心理治療，主要有兩種形式：

1. 支持性團體：支持性團體主要由腫瘤病人及其家屬、親友、同事等人員組成。讓團體成員了解腫瘤病因、病機、症狀、體徵以及診斷、治療方法，尤其要讓成員們了解心理——社會因素對腫瘤病的發病和在治療方面的影響，如何配合醫學治療進行心理治療。支持性團體的形成有利於病人查找致病的各種因素，正確對待心理障礙，密切配合醫生進行綜合治療，也有利於患者家屬、親友、同事和醫院合作，共同消除患者的心理顧慮，解決患者的實際困難。另外，支持性團體的形成更有利於腫瘤知識的普及和腫瘤防治工作的開展。

2.領悟性集體：領悟性集體主要由腫瘤病人自發地自由組合而成。這種集體的形成可使腫瘤病人間相互幫助，互相啓發教育，互爲治療者和被治療者。這種集體根據其規模的大小又可分爲：

(1)住院腫瘤病人自建的小組：住院期間，由於「同病相憐」，常「互爲知音」，患者間自然而然的相互同情，相互幫助，相互安慰，介紹自己被治療的經過和感受，克服心理障礙的方法和體會，互訴看法和建議，並在病房或醫院內開展力所能及，有益於身心健康的文康活動。

(2)本地區腫瘤病人自由組成的團體：這種團體多由康復期的病人自發地組成，如「癌症患者俱樂部」、「抗癌樂園」等，由於共同的患癌、抗癌經歷，使團體成員間有很多「共同語言」，團體成員會定期舉行聚會和有意義的活動，相互交流經驗體會，相互幫助、鼓勵、安慰，共同戰勝疾病，延長生命。

(3)全社會所有腫瘤病人組成的一個社會大家庭：這個大家庭的成員雖然互不相識，經過電台、電視、音像、報刊、雜誌等宣傳活動機構的傳播，患者們彼此借鑒，互以對方爲榜樣，學習他人長處，克服自己不足，在抗癌這條艱難崎嶇的道路上已譜寫出一曲曲感人的新歌。

腫瘤病人的集體心理治療除上述幾種形式外，還可以展開家庭治療，使患者和全體家庭成員聚集在一起，治療者（醫生）給予心理方面的某些指導。這種形式對於那些深感寂寞，孤獨和有「被遺棄感」的病人尤有益處，家庭給予他們的溫暖和關心有時勝過任何藥物的治療。集體心理治療不一定能夠解決病者特殊的心理障碍。因此，在進行集體心理治療的過程中再配合個別深入的心理治療也是非常重要的。

四、心理治療配合手術、放療、化療

動物實驗和臨床實踐均已證明，惡性腫瘤不僅是生理性疾病，同時又是一種心因性疾病，它的發生、發展和轉歸與心理——社會因素明顯相關。因此，心理治療在腫瘤的治療過程中也是非常重要的。腫瘤的客觀治療（包括手術切除，放療，化療，中醫中藥等方法）對機體有一定的損傷性，不少患者對抗癌治療懷有恐懼心理和不同程度的憂慮。女病人常担憂手術帶來的毀壞性後果，如乳房，卵巢，子宮切除等，化療、放療所致的脫髮，指甲變黑等副作用常增加病人的自卑感。因此，在進行各種客觀治療前醫生應說明此治療手段的重要性和必要性，療效以及可能發生的副反應，使患者有充分的心理準備，以積極健康的心態接受客觀治療，對其療效有重要的影響。治療過程中，醫生應該耐心聽取患者訴說身體反應和心理反應，並及時作必要的解釋和處理。心理治療在客觀治療過程中應貫穿始終，個別特殊病例應視其病情而進行特殊心理治療。在進行手術、放療、化療的同時結合心理治療，使主客觀治療二者有機的結合，相互補充，可減輕病人心理反應，增強機體抗病能力，提高遠期療效。

五、心理治療配合中醫中藥治療

中國醫學歷來重視在治療疾病的同時，進行心理治療的重要性，十分強調「治神爲本」，「治神入手」的心理學哲學思想，著名醫學家張仲景在《傷寒論》中就已大量論述了身心同治的重要，並列舉了無數顯效的案例，主張在調整「七情六欲」情緒變化的同時，施以不同藥物治療，常使效果倍增。

古往今來，用中醫中藥治癒各種惡性腫瘤的病例事不勝枚舉，在進行心理治療的同時，讓患者對中國醫藥有足夠的認識和了解，保持良好的心態，信心百倍地接受治療，不僅可以減輕症狀、體徵，而且還能夠最大限度地全方位調動機體功能，提高抗病能力。

另外，許多中藥，不僅可以治療疾病，同時還能調節情緒。例如朱砂能鎮心安神、解毒；麥冬養陰清心、益胃生津；遠志安神益智、豁痰開竅；鬱金袪瘀止痛、涼血清心、行氣解鬱、利胆退黃；牛黃開竅定驚、瀉火解毒、消痛散結等等。根據辨證論治而制定的理法方藥，多種藥物配合應用，常可「身・心」同治，在治療病症的同時，也消除了病因。因此，在腫瘤病的治療過程中，中醫藥的作用不應被忽視。心理治療和中醫藥治療，二者有機地結合，相互滲透，相輔相成，相得益彰，不失爲一條腫瘤治療的有效途徑。

六、針灸、氣功導引心理治療

針灸和氣功是中國傳統醫學寶庫中的重要組成部分，是數千年來中國人民智慧和勞動的結晶，它們在人類健康和疾病的治療、康復過程中作出了不可磨滅的貢獻。

1.針灸導引心理治療：針灸學是以中醫理論爲指導，通過運用針刺和艾灸作用於人體的一定穴位、調整臟腑、經絡、氣血功能而防治疾病的一門臨床學科。針灸不僅歷史悠久，內容豐富，而且具有適應症廣，療效顯著，安全無副作用等特點。它對中華民族的繁衍昌盛作出了重大的貢獻，不僅深受廣大人民大群衆的喜愛，同時對世界醫學也產生了深遠的影響。

針和灸是兩種不同的治病方法。針法是以針刺人體相應的穴位以達治病目的。針法起源於中國遠古石器時代，當時的人民大衆在和大自然作鬥爭的過程中，以自製的石器爲勞動工具，當他們身體某處有了病痛，很自白地用手去揉按或捶擊，使病痛得到緩解。他們還發現有時體表偶然被石塊砸傷，或被荆棘刺傷後，能使體內某些病痛減輕或消失。經過無數次這樣的反覆，便積累了經驗。以後，人們就開始用銳利的小石片——稱爲「砭石」來刺激人體的某些病痛部位以治療疾病，這就是針法萌芽階段的所謂砭石。隨著科學技術的不斷發展，針具得到不斷革新，到春秋戰國時期，人們發明了冶金術，用金屬來製成了銅針、鐵針，取代了原始的石針。到現在，臨床上用的不銹鋼毫針、三棱針和皮膚針亦是由此演變而來的。

灸是用火熏灼的意思，灸法的產生是在火的發明和應用之後。人們在用火的過程中，逐漸發現身體的某一部位由於受火的烘烤而感到舒適，或因此而減輕了病痛。通過反覆實踐，終於找到一種易於點燃，火力緩和並具有溫通血脈的艾蒿一類植物作爲施灸的原料，從而形成了「灸術」。

古時醫生治病，把針法和灸法分開應用，有「針者不灸，灸者不針」之說，至今日本仍然將「針」和「灸」各分一科。但古代醫家也有主張針灸合用的。唐代孫思邈就主張治病時既要針，又要灸，二者併用。他在《急備千金要方》中說：「其有須針者，既針刺以補瀉之，不宜針者直爾灸之。」又說：「然灸之大法，但其孔穴與針無忌，即下白針若溫計論，乃灸之，此爲良醫。……若針而不灸，灸而不針，皆非良醫也。針灸而藥，藥不針灸，尤非良醫也。」

由於現在針法和灸法往往配合使用，所以常常將針和灸相提並論，合稱爲針灸。

用針灸治病在中國已有幾千年的歷史。幾千年來，針灸醫學不僅對中國人民大衆的醫療保健事業起過重大的作用，而且很早就流傳到國外，對其他一些國家的醫療保健事業也做出了貢獻。大約在公元前六世紀左右，針灸就傳到了東方和西方的一些國家。公元五四一年，針灸醫學傳入朝鮮，公元五六二年，中國人智聰將其介紹到了日本。十七世紀，中國針灸經荷蘭醫生天利尼氏的介紹，傳入歐洲。到目前，世界上已有一〇〇多個國家和地區正在應用針灸治療各種疾病。如今，中國獨有的針灸醫學已成爲世界醫學的重要組成部分，並將產生積極而廣泛的影響。

對於針灸與心理變化關係的研究也由來已久。早在《黃帝內經》的《靈樞・始終篇》中就有這樣的記載：「……新怒勿刺，已刺勿怒……大驚大恐，必定其氣，乃刺之。」《靈樞・官能篇》：「……用針之要，無忘其神。」說明情緒變化與用針灸治療間的關係或針灸對於情緒變化的作用。近年來，通過多學科的大力合作，深入研究了針灸治病的原理，證明針灸對機體各系統功能有調整作用，能增強機體的抗病能力。臨床實踐表明，針刺某些穴位，對機體的不同狀態，可起到良性雙向調整作用。即在機體的不同機能狀態下，針刺一定穴位，具有兩種截然相反的作用。當機體狀態高時，針刺可使之降低；反之，機體狀態低時，針刺可以使之升高。當病人處於情緒激動狀態時，針刺可以讓其平靜，反之亦然。

亦是通過臨床觀察和實驗研究表明，艾灸可以加強皮層細胞的活動能力，促進細胞內各種酶代謝恢復平衡，調節細胞內環境逐步穩定，還能提高垂體——腎上腺皮質系統的功能，從而糾正內分泌系統功能的紊亂，調整臟腑功能，促進新陳代謝，改變血液成份，增加血細胞數量和增強T淋巴細胞的免疫反應。

因此，針灸治療和心理治療相結合，能使病人內、外環境平衡，情緒穩定，達到身心同治的目的。

2.**氣功導引心理治療**：氣功是中國醫學的重要組成部分，是中華民族古老燦爛文化遺產中的一塊瑰寶。在其漫長的發展歷史中，形成了衆多的門派，各有特點，但都是以宇宙整體觀爲基礎，以陰陽八卦五行爲理論依據，強調天人合一，人與社會環境統一，身心統一。氣功學認爲，心、身是構成人體生命的兩大要素，氣則是充實生命的源泉。在心、身、氣三者之間，心起著主宰作用。《黃帝內經》把人體生命的生、長、壯、老、死的過程歸結爲神、氣的發生發展與衰亡的過程。氣功的氣並不是大氣的氣，是指鍛鍊者運用意識流的氣。即氣功是鍛鍊者運用自己的意識（心意），使自身的生命活動處於優化狀態的自我訓練方法。實際上，氣功鍛鍊就是機體自我生理治療和心理治療相結合，以調動機體的生理潛能，達到防病治病的目的。

氣功是以「鬆」、「靜」兩種表現方式通過機體的生理生化活動達到調身、調息和調神。鬆是形體放鬆，心中放鬆，「萬事皆空」，「無憂無慮」，「飄然似仙」。靜是內心平靜，萬籟無聲，聽而不聞，視而不見，不受任何內、外無關因素的干擾。鬆以調身、調息，靜以調神、調氣。因此，氣功的要點是發揮人的主觀能動性，通過精神修養和體格鍛鍊，從精神和物質兩方面來提高人在自然進化過程中的適應能力，以達到身心高度統一，使「形與神俱」。

因此，腫瘤病人在氣功治療的同時配合心理治療，則會使主、客觀高度統一，病人在有主觀能動性的同時，給予客觀指導，對於心理狀態的矯正和疾病的康復都會有積極的意義。

第四章　腫瘤病人心理護理

護理工作和其他醫療工作一樣，是社會科學與自然科學相互滲透的綜合性應用學科，它也是醫學領域的一個重要組成部分。隨著醫學科學事業的發展，護理學已成爲一門爲防治疾病，保護人類身心健康的專門學科。由於生物醫學模式向生物——社會醫學模式的轉移，護理工作也由過去的功能制護理向責任制護理方面過渡。護士對所護理的病人應做到全面負責，即從生理、心理與社會諸方面進行全面護理，以調動病人的主觀能動性，使他們在生理、心理方面都處於接受治療的最佳狀態，從而達到最佳治療、康復效果。由此，心理學的理論和方法在護理工作中被廣泛應用，心理學已成爲護理學的主要理論基礎之一。在護理科學得到巨大發展的同時，又一門新的心理科學的分支——護理心理學誕生了。

護理心理學是護理學與心理學相結合而形成的一門應用科學，它既是醫學心理學的一個分支，又是護理學的重要組成部分。護理心理學的研究對象是護理工作中的心理問題，即研究病人的心理活動規律及其相應的最佳心理護理。

人的心理因素與全身生理活動有密切的聯繫，情緒變化能影響機體的免疫功能，影響疾病的發生、發展及預後，良好的心理狀態對疾病具有治療價值。因此，從整體看待病人是護理工作的基本出發點，重視對病人心理狀態的研究，做好心理護理，不僅是提高護理品質的重要環節，也是提高醫療品質的關鍵之一。

惡性腫瘤不僅是一類生理性疾病，同時也是一種心因性疾病，它的發生發展與預後與心理因素密切相關，對於它的治療和康復，患者又有十分複雜的心理反應。因此，心理護理對於腫瘤病人來說尤爲重要，幫助他們減輕心理壓力，改善精神狀態，防止或避免不良的心理刺激，使之有利於疾病的治療和康復。

第一節　心理護理的目的與意義

心理護理是在對病人的護理過程中，運用醫學心理學的原理來解決病人所存在的心理問題，以促進病人身心早日恢復健康。

一、實施心理護理的目的

1.協助醫生解決病人存在的各種心理問題

一個人一旦患病，就會產生特有的心理需要和心理反應。在醫院中，護理人員日夜守護在病人身邊，與病人接觸時間最多，關係也最密切，對病人的影響最大，完善的護理工作常常能起到醫生和藥物所起不到的作用。護理人員隨時記錄和反應病人在醫療過程中的各種問題，特別是心理問題，並針對病人的心理問題進行必要的解釋、安慰、鼓勵和幫助，以消除緊張、焦慮、恐懼、悲觀、抑鬱等不良情緒，充分調動患者的主觀能動性、樹立戰勝疾病的勇氣和信心。

2.幫助病人適應新的社會角色

一個人突然生病後，其社會角色也隨之發生改變，生活環境，人際關係的變化，往往使病人在短時間內難以適應過來。從健康人進入病人角色，這會給病人帶來直接或間接的不良心理刺激，而導致一系列的心理反應。護理人員有責任協助病人消除不良的心理反應，通過美好的語言、愉快的表情、友善的態度，使病人盡快適應「病人角色」，鬆馳緊張的神經，放下心理包袱，創造良好的心理環境，愉快而安心地接受治療。

總之，心理護理的目的就是盡可能爲病人創造有利於疾病治療和康復的最佳心理狀態。

二、實施心理護理的意義

1.心理護理可以推動護理制度的改革

長期以來，護理工作受生物醫學模式的制約，一直實行功能制護理。護理工作對病人只進行生理、病理護理，忽略了病人的社會因素和心理活動。隨著生物醫學模式向生物——社會——心理醫學模式的轉變，患者對護理工作的要求也發生了變化，護理人員不僅要看到病人的疾病，注意到護理的功能，而且要把病人視爲身心統一的整體，要從生理、心理、社會諸方面進行全面護理。這不僅推動了醫學模式的轉變，在護理制度的改革中起著更加重要的作用。

2. 心理護理推動了護理學的發展

醫療與護理是相輔相成的，它們共同推動著臨床醫學的發展。儘管在理論和實踐上都有大量的事例足以說明醫療工作和護理工作同等重要，但現實生活中人們獨尊醫療而忽視護理工作的觀念還是根深蒂固的。把護理工作看作是醫療工作的附屬部分，不僅阻礙了護理事業的發展，同時也阻礙了醫學事業的發展。要使護理學得到發展，不僅要改變人們的觀念，綜合運用基礎醫學、臨床醫學和預防醫學的有關理論知識和技術，還必須大量吸收社會醫學和心理學的有關內容。心理護理的開展和應用，必將使生理護理和心理護理共同融匯在護理學之中，使護理學得到更廣泛，更深入的發展而成爲一門嶄新的科學。

3.心理護理有助於提高護理品質

以前的護理工作，由於受生物醫學模式的影響，往往以病人的疾病爲中心，多從生理、病理方面進行研究，這是很片面的。人，是一個既有肉體又有精神活動的整體，既有複雜的生理活動又有更爲複雜的心理活動，而生理活動和心理活動又是相互影響的。因此，在對病人進行生理護理的同時，理應兼顧心理護理。早在一百多年以前，護理學的先驅——佛羅倫斯・南丁格爾就已闡述了這一觀點，她說：「護理工作的對象，不是冷冰冰的石塊、木頭和紙片，而是有熱血和生命的人類。」因此，只有護理心理學發展起來，普及開來，醫護人員都懂得了病人的心理變化規律，在生理護理的同時，結合心理護理，才能使病人感到生理上的舒適和心理上的舒暢，從而大大提高護理品質。

4.心理護理有助於提高醫護人員的整體醫學觀念

病人是一個軀體的生理活動和心理活動的統一體，生理活動和心理活動之間是相互聯繫，相互影響的。醫療與護理又密不可分的統一在疾病的病理變化的全過程中。因此，醫護人員不僅要了解病人的病理生理，更要了解病人的心理反應，全面掌握病人的一切情況，並依據病人的情況採取恰當的醫療、護理措施，才能使病人得到全面的治療，使病人感到滿意。病人良好的心理狀態可以促進良好的生理狀態，而良好的生理狀態又可促進良好的心理狀態，造成身心之間的良好循環，促進病程向健康方面發展，從而提高醫療護理品質。

第二節　心理護理的方法

一、建立密切的護患關係

心理護理是在護理人員和病人之間進行的。因此，能否建立密切的護患關係，是心理護理成敗的關鍵。護理人員與病人間的關係，既不是雇佣關係，也不是恩賜關係，它是一種建立在相互尊重，相互信任基礎上的平等合作關係。良好的護患關係主要是通過護理人員與病人接觸過程中，用語言、行動、神情、態度去影響病人而建立起來的。

在與病人的交往過程中，護理人員應充分利用自己的職務、職責，熱情友好，誠懇禮貌地幫助病人減輕和消除消極情緒，增強戰勝疾病的信心和勇氣。在行動上，護理人員應輕柔、嚴肅、認眞，給病人以安全感和信任感，切勿懈怠、鬆垮、慌張。在神情方面，護理人員應時時以樂觀、開朗的情緒去感染病人。在態度上，護理人員應和藹可親，端莊大方，滿腔熱情，使病人感到溫暖、寬慰。建立良好的護患關係，是進行心理護理的先決條件。

二、協調並促進病友間的相互了解和友好交往

因爲疾病的原因，原來素不相識的甚至相隔遙遠的人共同相聚在醫院，在病房，成爲病友。由於生活習慣，性格特徵等各不相同，在短時間內要相互適應，共同生活，有一定困難；此時，護理人員應從中起到積極的協調作用，幫助並促進病友間的相互了解，使他們盡早建立起友好的交往。病友間相互信任，關係密切，可以彼此交流有關疾病的各種情況及醫院的生活規律，在生活方面還可以相互關心，相互照顧；在精神上可以相互支持，相互勉勵，共同增強與疾病作爭戰的信心。

三、爭取家屬、親友、同事的支持和配合

病人，特別是腫瘤病人在生病期間其家屬、親友、同事等都會十分關心，經常到醫院探視，他們的言談舉止對病人的情緒會產生直接影響，良好的言行能給予病人安慰和鼓勵，不良的言語行爲對病人則是負面刺激。因此，護理人員應向他們說明心理護理的重要性，爭取他們的配合，盡量避免不良的情緒影響病人。同時，還應鼓勵他們時常來探望，以消除患者的孤獨感和被遺棄感。

四、創造良好的治療環境

醫院或病房是患者與疾病作爭戰的重要場所。安靜、整潔、空氣清新、陽光充足、色調柔和、優美舒適的環境能使病人心情舒暢，精神煥發，有利於患者激發自己的積極情緒與疾病作爭戰。這也是心理護理的一個重要方面。

五、豐富病人的生活內容

長時間單調的病房生活常使病人感到枯燥、乏味，不自覺地就會把精力集中在自己的病情上，這又會增加病人的憂鬱、焦慮。因此，護理人員應根據病人的具體情況，安排一些適當的活動，以豐富病人的生活，這對促進康復是十分有益的。對於能離床活動或康復期的病人，可以安排散步、體操等活動，還可以指導他們閱讀文藝作品，欣賞音樂美術或在病房開展歌詠、朗誦等活動。這些活動，只要適當，可分散病人對病情的注意力，消除緊張憂鬱情緒，起到良好的心理調節作用。

六、培養病人的積極情緒

生病對每個人來說都是一件不愉快的事，特別是惡性腫瘤病，更是不幸的事，病人常常處於悲觀絕望的消極狀態。護理人員應想方設法，盡可能地將病人的消極情緒轉為積極情緒，使患者振奮精神，樹立信心，以主動積極的心態與疾病作爭戰。

七、配合醫生，適當使用心理療法

心理療法即是心理治療中的一種常用方法，也是心理護理的主要方法之一，使用安慰、支持、勸解、保證、疏導等方法對病人進行適當的心理調整，從而達到治療疾病的目的。護理人員應配合醫生，在日常護理工作中，合理使用心理療法，採取相應的心理護理措施。

第三節　腫瘤病人的心理護理

惡性腫瘤是威脅人類生命的重要疾病，它就像一個幽靈，時刻在人類頭頂上徘徊。由於腫瘤的性質和它所造成的危害與普通疾病大不相同，因而使它對人們身體和心理的傷害都是極為嚴重的。在大多數腫瘤病人心中，「癌症」的概念與「逐漸走向死亡」聯繫在一起。因此，腫瘤病人以及腫瘤在不同的階段和診治過程，各種治療手段的選擇都各有不同的心理反應。醫務人員幫助病人認識自我存在價值，重建或強化求生意識，對腫瘤的康復將會有更積極的意義。

一、確診前心理護理

「癌症」對任何人來說都會感到害怕，隨著症狀、體徵的不斷出現，病人內心十分矛盾，一方面爲擔心確診爲「癌症」而憂鬱不安，另一方面又迫切地希望否定爲「癌症」。在確診前，常常需要作多項檢查，這期間，病人對醫護人員的言語、表情、態度、行動都十分敏感，甚至產生懷疑。針對病人的這種心理狀況，醫護人員應十分注意自己的語言、態度、行爲，看到檢驗報告時，不可輕意流露出對病人不利的言行，應給予適當解釋和安慰，使病人有一個心理適應過程。

二、確診後心理護理

確診後，當患者得知自己所患爲惡性腫瘤，在心靈上、精神上常會受到巨大的打擊，很難接受這突如其來的變化，表現出消極悲觀甚至絕望的情緒反應。護理人員應了解此時病人的心理狀態，耐心地進行開導、勸解。有時默默地陪病人靜坐幾分鐘，病人就會因得到同情和安慰而使彼此思想溝通。

有些意志堅強的患者，在腫瘤後期仍能忍受痛苦，力爭時間加倍工作，對於這些不顧生命，致力於工作和事業的病人，更應關心照顧，勸其接受治療，加強休息，讓他們在精神上得到更大的安慰。

三、手術患者的心理護理

外科手術已成爲腫瘤病治療的重要手段之一，腫瘤病人大多數都需要進行手術治療，特別是早期發現，早期診斷者。無論手術何等重要，也不論手術的大小，它對病人都是一種緊張的心理刺激，擔心和害怕是外科手術病人最常見的心理反應，這種心理反應又常會影響手術過程及手術後的癒合。因此，手術前對病人進行心理護理具有極其重要的意義。

爲此，醫護人員在病人手術前應當對其進行適當的心理諮詢，耐心聽取病人的意見和要求，向病人家屬介紹病情，闡明手術的重要性和必要性，尤其要對手術的安全作適當的肯定保證，決不應向病人交待手術的危險性而使其心理負擔加重。諮詢對於病人獲得安全感極爲重要。依據不同的病人，用恰當的言詞語氣交待手術中必須承受的某些痛苦，爭取病人的合作。護理人員還應向病人介紹手術醫生、手術護士以及手術室的儀器設備等情況，在病人面前樹立手術醫生的權威，增加病人的安全感，使病人穩定情緒，順應醫護計劃。

四、放療、化療患者的心理護理

放療和化療是腫瘤疾病應有的特殊治療方法，也是腫瘤傳統治療方法的重要組成部分。由於放療和化療在對腫瘤病進行治療的同時，對機體正常組織細胞亦有損害，對機體產生的毒、副反應比較重，病人常因療效不理想和其毒、副反應而產生不同的心理變化。

1.放射治療對於腫瘤病人來說是完全陌生的，它不同於其它疾病的治療手段，高大森嚴的機房，複雜的儀器設備，放射線、電磁波以及肉眼可見的多種顏色的光帶，長時間一個人單獨接受射線照射，由射線所致的脫髮、皮膚色素沉著，甚至潰瘍形成等常使病人產生不良的心理反應，表現出負面情緒。此時，護理人員應向病人作必要解釋，鼓勵病人接受治療，每次治療時，護送病人去機房，對皮膚色素沉著、脫髮等提供一些可能的美容方法，若有潰瘍形成及時清洗、包紮、換藥，使病人感到自己並不是孤立的，護理人員是他們最好的朋友，共同並肩作戰，向腫瘤作爭戰，消除病人不良的心理反應，使治療得以順利進行。

2.化療是腫瘤病的治療中用得最多的治療方法。在治療初期，一般療效較明顯，病情緩解，病人對治療充滿信心。經過一個階段後，副作用不斷出現或病情有反覆或惡化時，病人又出現悲觀、緊張、痛苦甚至懷疑的心理狀態。噁心、嘔吐使病人食欲不振、精神萎靡；有的化療藥物可致尿頻尿急尿痛或血尿等泌尿系統反應；骨髓抑制或白血球下降是化療最多見的副反應，也是病人最擔心和最害怕的問題，可使病人有瀕危、絕望的感覺；大片脫髮可使病人因此而不願意和親友來往，特別是女病人，使自己更加悲觀、孤獨。因此，化療病人更需要心理護理。護理人員在病人的化療期間更應處處關心他們，體貼他們，主動聽取他們的訴說，不時地給予鼓勵和安慰。在點滴化療藥物時，紮緊髮際皮膚，於相隔時間後鬆開紮帶，減小藥液滴速，此法可以減輕脫髮。化療時常以靜脈點滴為主，使用時間長，藥物副反應大，刺激性強，病人痛苦。護理人員必須富於高度的同情心和責任心，操作熟練，認眞負責，定時巡視以及注意保留靜脈等都會給病人以心理上的安慰，增強信心。

五、病情惡化者的心理護理

腫瘤病人是一種特殊病人，病情重，變化快，治療效果常不理想，有的病人經過各種手術治療後病情仍不見好，日益惡化，病人及家屬悲觀、抑鬱、焦慮。這個時期，護理人員的語言、態度、表情都十分關鍵，對病人的心理反應影響最大，應盡量地滿足病人的要求，囑咐家屬控制情感，不要再增加病人的心理壓力，主動向其介紹新藥、秘方，使病人增加求生的希望。對於難以滿足的不合理要求，應向其作耐心細致的解釋工作，使病人安定、冷靜，決不能再增加病人的心理壓力，鼓勵患者以頑強的毅力戰勝疾病，科學地正視疾病，注意營養，休息，配合各種治療，以轉危為安。

第四節 心理學要求因病施護

由於病人不同，病因不同以及病人年齡、性格特徵和疾病的不同時期，不同階段，其心理變化又有不同。心理學要求護理人員視不同的病人，不同的病症以及不同的病情階段，對病人進行不同的心理護理。

一、因人施護

由於病人的生活環境、經歷、性格、年齡、性別、職業以及所受教育和文化程度的差異，患病人的心理變化各不相同。因此，必須針對每一位病人的具體情況進行具體的心理護理。

1. 生活環境對病人的心理有很大的影響

明．李中梓在《醫宗必讀．不失人情論》中說：「富者多任性而禁戒勿遵；貴者多自尊而驕恣悖理；貧者衣食不周，況乎藥餌；賤者焦勞不適，懷抱可知。」因此，護理人員應因人而開之以其所苦，導之以其所便，抵銷消極因素的不良刺激，以爭取更好的療效。

2. **性格不同的人，對同一疾病的承受力有很大的差別**

堅強沉穩者，能「臨難不恐」、「遇痛不動」，能積極配合治療。對這一類病人，護理人員應仔細地觀察他們的表情、活動等細微變化，以及時發現病情變化，否則有的病情將被他們的自我克制所掩蓋。性格內向，優柔寡斷，對疾病多有懼怕和担心，忍耐力差，稍有不適則驚慌失措，不能忍受。對這一類病人，護理人員應注意其病情的輕重緩急，不能僅以病人的表現爲依據，多給予鼓勵，以堅強者爲榜樣。

3. **職業，文化程度的差異可產生不同的心理變化**

一般說來，病人文化程度較高，知識面廣的顧慮多，心理壓力大，對於必要的檢查方法和治療手段也常常抱懷疑態度。這類病人護理難度大，要求護理人員必須具度廣博的知識，通曉自然科學和社會科學知識，以及有較深厚的醫學、心理學理論基礎，以確鑿的科學依據方能取信於他們。文化程度較低者，顧慮少，對醫務人員比較信任，雖也有害怕，担憂等心理反應，但一經醫務人員解釋，則容易消除心理障碍，很好的配合醫護工作。

4.不同年齡階段的腫瘤病人，其心理變化不同，心理護理也有區別

(1)兒童患惡性腫瘤病的較少，由於兒童的理智或自制能力差，常常吵鬧，拒絕服藥、打針，護理人員經常要講故事，做遊戲等和他們建立親密的關係，以利於各項醫護工作的施行。

(2)青年腫瘤病患者感情豐富，喜怒多變。一方面覺得自己年青力壯，有較好的抗病能力而樂觀；另一方面又因爲腫瘤病可能奪去自己的生命，影響自己的事業前途而悲觀失望。護理人員應了解其情、志、苦、樂，順其性格志趣，加以開導鼓勵，使他們能夠正確對待疾病，樹立信心，有助於提高療效。

(3)中年病者，常因家庭、公司以及人際關係的複雜等導致心理負担過重，患得患失，顧慮重重。護理人員應向其說明安心治療的重要性，讓其明白積極治療疾病比做任何事情都要重要，使病人振作精神，戰勝頑疾。

(4)老年病者，常有明顯的孤獨、失落感，覺得生活前景暗淡，無能爲力。對這些患者，護理人員應給予生活上多照顧，多詢問，多安慰，啓迪他們的生命價值，使他們感到人間的溫暖，增強生存意識和生活勇氣，珍惜寶貴的生命，提高抗病能力。

5.性別不同，病後心態有別

男性病人比較豁達，開朗、堅強、勇敢。女性病人則敏感、多疑，表現爲憂鬱無助，多愁善感。因此，針對性別差異，給予不同的心理護理，以達因人施護的目的。

二、因病施護

病種不同，對機體損傷的程度不同，病人的痛苦程度不等，心態各異，心理學要求因病施護。

1.心、腦等重要組織器官發生惡性腫瘤時，患者除具有心理應激的表現外，還具有功能器質性的心理反應。如心包轉移者有焦慮、瀕死恐懼感，有時還有幻覺和妄想；惡性腦腫瘤者可表現爲表情呆滯、反應遲鈍、淡漠、懶散、不語等。對這類病人，如果一味地從心理變化的角度去護理病人，不考慮因器性病變所致的後果，就會延誤病情。因此，護理人員在充分了解心理變化的同時，應仔細觀察病情變化，及時發現，及時處理。

2.口腔、食道、胃等消化系統的惡性腫瘤，需要長時間的進行輸液或鼻飼，病人常因不能正常進食而痛苦不安，煩躁易怒。護理人員在進行輸液或鼻飼時，要有熟練的操作技術和極端的熱忱，對食物的品種，性質和必需的營養給予指導和幫助。讓患者克服困難，配合治療。

3.膀胱，輸尿管或盆腔惡性腫瘤，常因腫瘤壓迫致使患者排尿困難，導尿是護理工作中常見的。病人痛苦，焦急，煩躁，護理人員在進行這一工作時動作要熟練，輕柔，不要再損傷其他部位，再增加病人的痛苦，幫助患者減輕肉體上的痛苦和心理壓力是護理人員的責任。

4.淺表惡性腫瘤，病人常麻痺大意，護理人員應提醒病人不可輕視，定期檢查，按時治療，切勿錯失良機。在進行局部護理時，注意無菌操作，給病人心理上以安全感。

總之，疾病性質不同，部位不同，病人的心理需要也各異，護理人員應針對每一位患者的具體情況進行個人因病施護。

三、因時施護

人的心理十分複雜，任何外界刺激和內在變化，都會使之發生反應。一年四季，一日之中以及病後的各階段，其心理變化又各有異。「適時調神」是根據自然界的時間規律變動來調理自身的生理和心理變化，使自身與自然界的消長盛衰，生長收藏，升降沉浮相應，達到養精調神，健康長壽的目的。

1. 一年之中，春，夏，秋，冬四季的變化，常影響著病人的情緒：

⑴春天，萬物復甦，風和日麗，生機勃勃。這個季節大多數病人心情受自然界的影響，心情較好，有向上的求生意識，有抗癌的信心和決心。僅少數患者感到悲傷，由於疾病的折磨，在這春意盎然的美好時光裡，不能去盡情享受大自然的美麗，卻整日在醫院，在病房中度過這種枯燥無味的生活，他們變得抑鬱、悲哀、自卑。護理人員應鼓勵病人，安排病人散步，觀景，適時引導患者的生存意識，告知患者「春時應情志伸展條達」，不宜抑鬱悲觀，應順春氣生發之時加強與疾病作爭戰的信心。

⑵夏日酷暑炎熱，濕熱熏蒸，病人大多煩燥不安，食欲不振。病房應注意通風，

清潔，囑咐病人多飲水，注意飲食衛生和安靜休息。

(3)秋季風高物燥，百草枯萎，患者心情受自然景象的影響變得沉重憂鬱，常有「西山落日」之感。此時幫助病人穩定情緒很重要。

(4)冬季萬物潛藏，生機衰退，患者也隨之產生沉重退縮、畏懼的心理反應。護理人員協助患者進行適當的活動，促進血液循環，保持活力。就像自然規律一樣，嚴冬過後就是春天。只要有信心，康復就可能到來。

2.一日之中，時間規律的變化所致的病人心理變化也如一年四季一樣：日出如春，日中如夏，日落如秋，夜半如冬。

(1)清晨，經過一夜的休息，病人精神清爽，思維清晰。護理人員進行整理床鋪，清潔皮膚，更換衣服，梳頭洗臉後，病人對這一天充滿信心，心情愉快。晨間護理的好壞可直接影響病人這一天的心情，護理人員工作中應注意動作輕柔，細致，態度溫和，認眞負責，仔細觀察一夜之後病人的變化情況，使患者感到如沐春風。

(2)經過半天的醫療活動以後，病人中午會感到疲勞，需要適當的午休。護理人員協助病人進行午間休息也是一項重要的工作，對於有特殊需要的患者應特殊處理。

(3)晚間護理包括爲患者準備舒適的床鋪，清潔口腔、皮膚，同時了解患者一天來的飲食起居，病情變化，思想動態，了解各種檢查結果，服藥反應和治療效果。根據一天中發生的事情分析、研究，判斷病人的心理狀態。盡量除去病人身體上的不適和各種消極心理因素，使病人在整潔、舒適、無憂無慮中安心入睡。有影響睡眠休息因素的患者，如疼痛、發燒、呼吸困難等應給予特殊處理。讓每一位病人都能充分休息，利於康復。

第五節　優化外環境，改善心理環境

人與環境是一個統一的整體，人可以改造環境，環境也可以使人的心理、生理發生變化，良好的生活環境可以使人心情舒暢，精力充沛，思維敏捷；惡劣的環境會使人心情壓抑，煩燥不安。因此，在腫瘤病人的心理護理中，優化外環境也是一項重要的護理內容。

一、病房，家庭以及病人常去的活動場所都是病人治療，休養的地方，爲使患者心情舒暢，早日康復，必須有一個安靜，舒適，清潔衛生，美觀幽雅的外環境。

(1)醫院、病房內應整潔，空氣清新；室外樹木成蔭，亭台樓閣，魚池噴泉，安靜優美。使病人即可安臥調養，排除干擾，又可漫步於庭院池邊，享受自然風光，感受鳥語花香的勃勃生機，喚起戰勝疾病的信心，對新生活的嚮往。

(2)家庭是患者最嚮往、最安心的地方，家庭環境的優良與否，與病人心理變化也密切相關。寬敞的住房，整潔的室內布置，方便的生活條件，室內栽花種草，窗外自然風光等都給病人帶來愉快的感覺。

(3)腫瘤患者不宜去擁擠，嘈雜的商店、街道或酒店。公園、湖畔、名勝古蹟等地遊覽，不僅可以陶冶性情，而且空氣新鮮，怡人的環境更有利於病情的恢復。例如：一九七八年，天津一位被確診爲「瀰漫性淋巴母細胞型淋巴肉瘤」的患者，經過多種治療，收效甚微。一九八二年赴太湖療養院療養時，已全身浮腫，身體虛弱。他把生死置之度外，心境反而平靜而輕鬆，每天徜徉於太湖之濱，欣賞大自然美景。散步路程逐日增加，體力漸增，並練氣功和太極拳，病情緩解期竟意外地延長，現已安度了十多個春秋。

二、不同的顏色、光線、氣味將使病人產生不同的心理反應。因此，病人置身的環境對顏色、光線和氣味也有相應的要求。

(1)不同顏色所產生的心理反應爲：紅色使人興奮，也易使人發怒；藍色使人安靜，也可使人萎頓不振；黃色和藹，使人開朗、喜悅；紫色陰沉，更讓人憂鬱；橙色很熱烈，讓人刺激和憤怒；綠色最自然，給人以舒適清新感，不會使人有異常的心理反應；灰色爲中間色調，任何顏色與之混合，其顏色本身的特性便會減退。因此，要使腫瘤病人安靜，平和，舒適，病房牆壁、器具應採用藍色、綠色、灰色或者任何顏色中混合適量的灰色。現在大多數醫院裡，醫務人員的服裝，病人用具都是白色的，雖然看起來乾淨衛生，同時也給病人單調乏味的心理刺激。因此，如試著將護理人員著淡藍色或淡綠色服裝，會給病人一種親切、活潑感。病人用粉紅色的床單、被套會使他們覺得溫暖舒適。

(2)光線對病人心理的影響也是必不可少的因素，病人需要充足的陽光，它能使患者心情舒暢，精力充沛，但應注意，陽光特別是夏天的陽光不能直接照射病人，過強的光線會使病人刺目耀眼、不適，而室內陰暗又會讓人感到沉悶，憂鬱和恐懼。陰雨連綿常使人心情壓抑，而雨後初晴則使人精神振奮，這也是人對不同光線的感受。病人午休時應拉上窗帘，晚上睡眠時應加燈罩或用壁燈或地燈，讓病人在寧靜的氣氛中入睡。

(3)醫院內常有消毒劑和病人因疾病而產生的異常氣味，這些氣味也能給患者以不良的刺激，它可使有的患者噁心、嘔吐、食欲不振等。因此，室內應保持空氣流通，新鮮和有相應的濕度。

三、不同程度的聲音強度可以引起人們不同的心理反應。一般情況下，談話聲音三十分貝即可，超過七十分貝則影響人的精神、情緒，使人感到煩燥。若聲響超過一二〇分貝則可引起聽覺神經的損害，不僅造成心理刺激，而且產生器質性病變。據統計，病房內一般可有三十餘種聲響，走路、放物、說話、推車、開門、關窗、儀器馬達聲等等，這些聲響不僅影響病人休息，大腦皮層處於緊張狀態，使病人煩燥、不安、驚恐。因此，護理人員應注意和減少這些不良噪音的刺激，盡可能保持室內安靜，也是心理護理的一項內容。

第六節　音樂護理

在日常實際生活中，人們經常可以體會到，悲壯的樂曲催人淚下，靡靡之音使人頹廢，歡快的音樂使人輕鬆，雄壯的樂章可以激勵人的鬥志。「沒有什麼能比音樂更震撼人心了」這話是音樂對人的影響的高度概括和總結。

音樂和人類健康有著密切的關係。據史料證實，還在遠古時代，人們就將音樂作爲一種自然藥物用來治療疾病。中國兩千多年前的《樂記》曾指出，音樂對調節人的和諧生活和增進健康都有很好的作用，因此，曾有「以戲代藥」的說法。

人，不僅是一個有機的生物體，更重要的是一個社會動物，不僅有高度發達的物質大腦，而且具有完善的神經系統和感覺器官，美妙的音樂能激發人的美感和想像能力，調節情緒。它通過邊緣系統和神經內分泌系統的活動，調節或改善機體各部分的機能，以達到消除緊張的效果。

音樂護理用於臨床的實踐表明：

㈠性情急燥者，聽了一曲樂婉動聽的小提琴協奏曲後會變得溫和靜謐；伴有頭痛者，聽後頭痛減輕；高血壓患者聽後血壓可下降10～20毫合汞柱。

⑵手術前給病人聽一首輕鬆的鋼琴曲，能消除病人對手術的緊張感。

⑶性格孤僻憂鬱的病人，在聽了進行曲之後會情緒昂揚，變得開朗、活潑，等等。

音樂對病人來說雖然沒有明顯的副作用，但不同的旋律，可激起不同的情感反應。因此，在進行音樂護理時，應根據患者的性格特點，文化程度，藝術修養，領悟水準等方面選擇適當的調式或曲目。C調純潔、果敢、堅毅、虔誠；Z調熱烈、激動；E調安定；F調柔和、熱情；G調眞誠、平靜；A調自信和希望；B調則勇敢、豪爽、驕傲等。

悲觀失望者選聽〈迎春〉、〈良宵〉等曲目可給人以希望；情緒低沉消極者聽聽〈金蛇狂舞〉、〈春天來了〉、〈步步高〉等曲目可使人振奮；憂鬱者選〈喜洋洋〉、〈光明行〉以明朗，開闊；情緒緊張時聽〈天鵝湖〉可使人輕鬆；衝動煩亂時選〈藍色的多瑙河〉，〈春之歌〉可讓人安靜；〈搖籃曲〉、〈二泉映月〉可使失眠者安然入睡；〈花好月圓〉，〈旱天雷〉等可讓厭食者增強食欲，改善體力。

第七節　家庭護理與飲食調攝

大多數惡性腫瘤病人，在經過醫院的積極治療護理後，有相當長的院外抗癌爭戰過程。實際上，腫瘤病人的康復過程大部分是在家裡進行的。家庭成員是病人的良師益友和生活助理。飲食、起居都必須靠家人的協助才能完成。因此，病人家屬在家庭心理護理和飲食心理護理方面都具有重要作用。

一、家庭護理

病人家屬，在病人患病過程中不僅是物質上的保障，生活上的照顧，更是病人心理，生理治療和自我監護的重要條件。家庭人員的作用，在某種意義上可以說具有決定意義，特別是腫瘤病人。在住院期間，病人家屬應協助醫務人員做好病人的治療和護理工作。腫瘤病人出院後，大部分康復過程是在家庭中進行的，所以，家庭護理尤為重要。腫瘤病人出院，並不等於已完全治癒，只表明病情緩解或穩定或被控制。完全康復，需要三～五年或更長的時間，這個過程，主要是在家庭中度過的。

家庭成員是腫瘤病人最親近的人，也是病人戰勝疾病的力量源泉或精神支柱，他們在病人心理上的作用是醫生、護理人員取代不了的。腫瘤病人的家庭護理繁瑣而艱苦，如何做好家庭護理，對病人的康復至關重要。作為病人家屬，對腫瘤這一疾病可能不甚了解，所以，在病人住院期間應多向醫務人員學習一些基本護理知識和技術，病人出院後才能安心在家裡調養，信任家屬的護理工作。

腫瘤病人大都比較壓抑，容易激動，偶爾照顧不周，護理不當就會發脾氣，辱罵家人，作為家屬應體諒病人的心境，盡量照顧好病人的飲食起居等日常瑣事。長時間的家庭調養生活枯燥而單調，在病情允許的情況下，家人應安排一些可充實病人精神生活的活動，如看書、畫畫、欣賞音樂或外出散步，適當參加一些文康活動或組織家庭文康活動以活躍家庭氣氛。

出院後繼續服藥治療是病人康復過程中的一件重要事情，每天所服藥物的種類、劑量以及服藥時間，家人照顧病人做好這一工作，可以列出表格貼在病人容易注意到的地方，以提醒病人，同時應詳細觀察藥物反應，如有不適，應及時向醫生反映以便及時處理。腫瘤病人常有「病急亂投醫」的現象，一聽說「祖傳秘方」，「治癌新藥」或誰能治癌，就千方百計地買藥，看病，結果常常適得其反。病人及家屬都應尊重科學，尊重醫生制定的治療方案，定時定量服藥，定期到醫院複查。切忌用藥不正規，隨意間斷，加減藥物、藥量，造成不良後果。

二、飲食調攝

飲食是維持生命的物質基礎，是機體獲得所需營養成分的基本途徑。合理的飲食營養可以增強腫瘤病人的機體抵抗力，促進康復。

口腔癌、食道癌、胃癌、腸癌等腫瘤病，放療、化療等對腫瘤病的治療，常使病人進食困難，食欲不振，噁心嘔吐，造成進食減少，能量攝入不足，導致各器官功能減退。而各器官的功能低下又可導致食欲不振，形成惡性循環，最後引起全身衰竭，嚴重影響病人的生存期和生存品質。

腫瘤病人的飲食，以營養豐富，容易消化爲原則，可以少食多餐。同時照顧各病人的民族風俗，飲食習慣，食物的色、香，味以及品種調配的多樣化，以便增加食欲。腫瘤病人應忌食生葱、生蒜、辣椒等刺激性較強的食物，多食含纖維素高及維生素多的食物，同時注意飲食衛生。

另外，藥膳也是腫瘤病人飲食調攝的一項重要內容，它既可以增加飲食，又可以治療疾病。不同的腫瘤或腫瘤的不同階段，可配食相應的藥膳。

第八節　調動主觀能動性自我護理

一位世界著名的醫學博士曾說：「全世界最偉大的醫生就是病人自己。」這話有點不錯，臨床和現實生活中有許多實例顯示，人的意志力確實可以戰勝病魔。心理免疫學的研究證實，愉快的心情勝過針藥。因此，腫瘤病人千萬別讓憂慮或傷心擊敗自己，保持信心就有希望。

患了惡性腫瘤，任何人都不可避免地要產生緊張、痛苦、焦慮、恐懼等一系列的心理變化。由於條件所限，還不可能讓每一位醫護人員都能細致地觀察到病人的情緒變化，並進行心理治療。而且心理治療，心理護理的目的也是為了更好地調動病人的主觀能動性，充分發揮自身特有的抗病能力。既已患了惡性腫瘤，就不要害怕面對現實，悲傷，煩惱，痛苦都無濟於事，最重要的是要面對現實，樹立信心，自我疏導，自我鼓勵，在依靠醫務人員進行積極治療的同時，自己更要積極努力。身體是自己的，更應該自我保養，自我調整。

腫瘤病人病情較重，飲食，衛生，起居都變得困難起來，甚至部分或完全喪失，在依賴別人幫助的同時，病人應盡可能的做一些力所能及的生活瑣事，由此可以增強病人的信心和能力。當自理範圍不斷擴大，自理能力不斷增強時，病人對治療和康復的信心就越足，求生意識也就越強，這樣就更有利於疾病的治療和康復。醫學和心理學的實踐證實，如果剝奪一個人的自理活動，健康的人會得病；病情輕者可使病情加重。因此，病人盡量自理生活能促進腫瘤的康復。

腫瘤病人都有較長時間的治療和療養時期，為此離開了工作崗位，離開朝夕相處的同事和朋友。家人、朋友、同事又因各自的工作、生活的繁忙不能整日陪伴；因此，腫瘤病人內心常有孤獨、寂寞和被遺棄感，這些心理反應對疾病的恢復不利。為了減輕這些心理反應，腫瘤病人在康復過程中，如果病情允許，可以參加一些力所能及的社會工作，做一些自己感興趣的事情，如讀書、繪畫、書法，適當的文康活動，以調節情緒，緩解心理壓力。

總之，病人應當明白，身體是自己的，自己一定要愛護它，經常自我調控，保持樂觀向上的積極情緒是有意義的。豁達開朗可延年益壽，沉重的心理負担和煩惱苦悶不僅會損害健康，而且會使病情加重，這種事例已屢見不鮮，無論是庶民百姓，或是偉人精英都不例外，這已是一種自然規律。因此，腫瘤病人應該意識到，雖然自己不幸患了癌症，生命仍然是寶貴的，在醫護人員、家屬、朋友、同事協助自己的同時，自己仍然是自己的主人，能夠自己處理的日常瑣事盡量自己處理。這樣，更利於自我意識、自我功能的重建。醫生、護士應主動提示病人自我調控。

第五章　腫瘤病人相關人員心理

任何個人作爲社會系統中的一個成員，是不可能孤立地存在於社會之中的，爲了生活、工作和學習，一個人必須要和其他人發生這樣或那樣的關係或聯繫。在許多情況下，個人是通過別人獲得外部世界信息的，甚至許多關於自己的信息也來自於他人，且人們大多傾向於相信他人提供的信息。病人也不例外，他們周圍的人、或與他相關連的人的一言一行都會使他產生不同的心理反應，這對疾病的治療和康復均帶來直接的影響。惡性腫瘤或癌症給任何人都會帶來心靈上的震撼，不只是患者本人，與之相關的人員也同樣如此。

第一節　病人家屬心理變化

在與病人的相關人員中，患者家屬的心理變化、語言、態度、行爲等對病人的心理影響最爲直接，從而也直接地影響病情變化和病人康復。

一、不同家庭對病人的態度

家庭有很多類型，按人口多少可分爲大家庭、核心家庭、單身家庭；按婚姻形式可分爲自主婚姻形式，包辦婚姻形式和湊合婚姻形式等；按家庭權力分配情況又可分爲獨裁型和民主型等。不同家庭類型對其家庭成員患病的態度是不同的，同一類型的家庭對不同的家庭成員病患也有不同的態度。從家庭對病人的態度上，大成可分爲三種：支持態度、惡意態度和複雜情感。

1. 支持態度：大多數的家庭中的大部分家庭成員對腫瘤病人的治療是全力支持的，十分關心的，他們積極與醫務人員配合，千方百計地想辦法，出主意，尋醫問藥，以爭取病人早日治癒或康復或以盡量延長生命，保證生存品質。一般說來，核心家庭、平等家庭、民主家庭、自主婚姻家庭中的成員都會對病人以支持態度，而其他類型的家庭成員大多數在形式上還是支持的。

病人對家屬的態度是非常敏感的，他們的一言一行，一舉一動都會使病人產生明顯的心理變化。真誠的關心，支持會給病人以安慰、鼓舞、堅定治療信心，增強求生的意志和願望，能夠激勵病人和癌症作爭戰的信心和決心，能夠促進病情康復。反之，勉強的關心和支持會讓病人失望和反感，加重心理負担，不利於疾病的治療和康復。

但是，支持和關心要適當，不要過分熱心，甚至比病人本身還要激動，焦慮不安，不知所措，這樣反而會給病人以壓力。所以，病人家屬要沉著冷靜，積極配合醫務人員，做好治療、護理工作，給病人以安慰和鼓勵。

2. 惡意態度：有的家庭可能由於家庭成員間關係不和睦，對於家庭成員中某人患病表現出「幸災樂禍」，對其病情漠不關心，不聞不問，對治療不支持，甚至故意折磨病人。這種情況發生的機率雖然不多，但臨床上也是存在的，這對病人極其不利。不管患者病前表現如何，與家人關係怎樣，既然已經患此重病，家庭成員均應諒解病者以前過錯，積極、熱情的支持，幫助病人進行治療。這不僅是作爲家屬的責任和義務，也是支一個公民應有的道德品質。

3. **複雜情感**：在同一家庭中，某一成員患病，其他成員的反應也是各不相同的。有的人支持治療，積極想辦法，出主意，求醫問藥；而有的人則對其治療持反對態度或無所謂的態度；或有的人一方同情安慰，給予幫助和支持，另一方面又因爲耽誤工作學習生活而抱怨不休，做一些不利於病人病情的事。支持和反對交替出現，複雜的心理狀態和不良的言行常使病人產生心理刺激。作爲家人，無論何人患病，患何種疾病，都應該給予關心和體貼，使患者感到家庭的溫暖，有安全感、依靠感，以增強戰勝疾病的信心和勇氣。

二、家庭中不同成員患病引起的不同心理變化

1. **老年父母患病，家庭成員的心理變化與老人在家庭中的地位相關**

一般情況下，老年的父母辛苦一生，爲整個家庭作出了全部的貢獻，會贏得全家

人的尊敬和愛戴。老人不幸患病，特別是腫瘤病，作子女的便會在心裡檢討自己，有愧疚感，責怪自己以往陪伴父母、孝敬父母的時候太少；檢查自己是否達到了父母的期望等。因此，病者一般都會得到全體家庭成員的關心和照顧，他們會盡一切努力為老人治病。無微不至，毫無怨言地照顧老人的飲食起居，還唯恐照顧不周。這種家庭的病人常會安心接受治療，心情平穩，家庭的溫暖是患者很好的藥物。

沒有經濟來源，靠子女贍養，在家庭中地位低下的老年父母患病往往給家庭帶來不和睦，家庭成員間常會相互推卸自己的責任和義務而延誤治療。患者則因得不到熱心細致的照料、關心體貼而終日憂鬱苦悶，孤獨感和被遺棄感日益增加，心情沉重，病情常急劇惡化。

2. 夫妻間患病

不管老年、中年、還是年青夫婦，感情深厚者，若一方患病，另一方常常心急如焚、焦慮、恐懼，心理負担沉重，茶飯不思，夜不能寐，千方百計求醫問藥，甚至求神拜佛以求神靈保祐。若丈夫患癌，妻子常有失去依靠感，悲傷、壓抑，情不自禁地傷心落淚，心情沉重，情緒低落。這常給病人帶來更大的心理壓力，更加重病人的責任感和義務感。若一方能夠積極給予安慰和鼓勵，夫妻雙方共同分担由於疾病所帶來的痛苦、打擊，將會使病人增強戰勝疾病的信心。

如果平時夫妻關係不和睦，一方患病，另一方常表現出複雜的情感。由於義務和道德的約束，一方面支持治療、關心、照顧病者，另一方面又表現出不耐煩，敷衍了事或埋怨、挖苦、幸災樂禍等，使病人更加沉重、失望，無依無靠感加重。

3. 家庭中孩子患病，會給全家以沉重的打擊

孩子是整個家庭的希望，家庭的延續。祖父母，父母等長輩把全部的愛都傾注在孩子身上，許多父母把自己未實現的願望、理想都寄托在孩子身上。望子成龍，希望孩子有出息，是做父母的共同心願。因此，孩子患病，特別是惡性腫瘤病，對於家庭的打擊是很大的。初期，家庭成員是很難接受這一事實，常有「是不是搞錯了」的疑問，多方面進行檢查，驗證。當確診確鑿無疑時，全家人首先是震驚，繼之悲傷、憂愁，然後想盡一切辦法爲孩子治病，不惜代價，特別是父母，無微不至的關懷、照顧，不辭辛勞，他們爲自己不能替孩子受苦而痛苦不安，心急如焚。日本秋田縣一位少年，因胸部疼痛住進醫院檢查，當被診斷爲「惡性淋巴腺腫瘤」時，他的母親說：「聽了醫生的話，整個人像觸電似的震驚不已，悲不自勝。不過，我不想讓孩子見到我憂傷的臉，只想到如何盡到一個母親的責任而已。」

作為孩子本人，或許由於年齡尚小，不諳世事，並不知道腫瘤病的嚴重性，恐懼、憂慮、抑鬱等心理負担並不嚴重，只是需要長時間的住院治療，要離開學校和朝夕相處的同學，怕耽誤功課，也不能自由自在的玩耍，內心有煩悶、不快樂感。但是經過疾病折磨的孩子會變得更勇敢，更堅強，更容易懂得世事滄桑，思想成熟得早，並且在病中常會確定他一生的奮鬥目標。那位患惡性淋巴腺腫瘤的日本少年，病癒後在他的作文中這樣寫到：「從來都沒有想過的『身體殘障』者，居然讓自己親身體驗到了，肉體上與精神上所受的痛苦，是健康人無法體會的。醫院的醫生說，我能夠康復是一種奇蹟。當我從輪椅換成輔助的步行器，剛開始訓練時，我咬緊牙關，汗流浹背的努力學習。我深深的感受到生命的可貴。另一方面，對於在醫院同一病房裡認識的人們，他們不幸的死亡，使我更覺得健康的珍貴。因此，將來想讀醫科大學的夢想，就在心裡編織著……。」

三、腫瘤病不同階段家屬的心理

1. 腫瘤早期：對於惡性腫瘤的治療，主要在早期，疾病處於初期階段，治療選擇多，治癒率較高，病人和家屬在震驚過後，慢慢冷靜下來，接受既成事實，能夠積極和醫務人員配合，對病人的治療和康復比較有信心。如果病人經手術、放療或化療後，病情逐漸好轉，則家屬的信心就更足。

2.腫瘤中、晚期：因爲到目前爲止，對腫瘤還沒有決定性的診療手段，有不少的病人，在確診時已屬中、晚期，醫務人員對能否治癒也無法決定性把握。這個時期，大多數腫瘤病人的家屬會多方尋求治療，但他們對治療又缺乏信心，在鼓勵病人的同時，內心是憂鬱而悲傷的。這個時期，家屬的心情矛盾而複雜。

3.病情穩定期：病情穩定，病人出院，進入康復期，這時病人和家屬都有一定輕鬆感，有「災難終於過去」的感覺，經過長時間的緊張過後，家屬們終於可以好好放鬆一下了，這個時候，往往會放鬆對病人的照料和關心。病人本身則因長時間的住院治療而影響了工作和休息，對家人有負疚感，出院了，自己能做的事情就盡量自己處理，不再麻煩家人幫助。殊不知，腫瘤病不同於其它疾病，病情穩定並不等於痊癒，腫瘤患者要痊癒至少需三到五年，甚至更長的時間的維持治療。因此，病人出院後，家人仍要仔細觀察病人的病情變化，定期陪病人到醫院複查和複診。病情穩定期，家人和病人都不要麻痺大意，經常保持和醫生的聯繫，若病情有變化，以便及時處理。

4.病情惡化期：如果病情急劇惡化，病人生命到了最後階段，醫生已無回天之術。此時，家屬的心情非常沉重，只要病人能夠多活一刻，也要盡量想辦法延長其生命，在醫藥方面已是無能爲力時，盡管是受過高等教育的有文化、有知識的人，這種時候也會相信迷信，盼望有奇蹟出現，那怕有一線希望，也要試一試。

曾經有一位食道癌患者，確診時已屬晚期，經手術、放療、化療均無療效，病情急劇惡化，廣泛轉移，醫院已無其他辦法可以挽救其生命，病人出院回家後一方面多方尋求民間療法，一面又聽信於人，不惜錢財請「巫醫」治病，其結果也可想而知，家屬却說「了個心願而已」。

第二節　病人親友心理

作爲病人的親友，當得知患者患的是惡性腫瘤時，開始時震驚、懷疑，繼之會爲其感到惋惜。作爲朋友，親戚會常去醫院探望患者，在經濟上給予支持，在精神上給予安慰和鼓勵，並和病人家屬一道分担由於腫瘤病給家人帶來的痛苦，幫助照顧病人，想辦法解決由於患病給病者家庭和工作帶來的不便。眞正的朋友這時所起的作用是別人無法代替的。

當然，有的親友也許曾和患者在過去的生活、工作中發生過不愉快的事情，當得知患者患病這一消息時，有的幸災樂禍，有的心情冷漠，有的漠不關心，也有懺悔心情的，但這畢竟是少數。多數人還是會原諒他們過去的行爲和做法，釋去前嫌，會主動去看望，照顧和關心病人，這對患者來說，無疑是極大的安慰和鼓勵。

第三節　病人上司心理

作爲病人工作單位的上司，當得知某一員工患了惡性腫瘤病時，心情變化複雜而多樣，首先驚訝，繼之同情，然後就會憂慮。考慮這一員工在工作崗位的表現、成績以及在工作崗位上的作用，他（她）一患病，工作將由別人來接替，或者被耽誤，不但影響工作進度，甚至產生質量差異。腫瘤病爲一種嚴重的疾病，在目前的醫療水準上，大多數腫瘤病人在短時間內都不能重返工作崗位或終身不能再工作。因此，上司內心不平靜，培養多年或工作出色的員工，由於腫瘤病而使之失去工作能力，在上司心中會有「失敗感」，「枉培養」的感覺，在這個崗位上又要重新選拔，培養人才。上司一面考慮工作的同時，一面又會聯想到自己的身體狀況，工作壓力等等，心理負担很大，爲將失去一個好員工惋惜。若平時對這一員工關心不夠，照顧不周，會更自責和內疚。另一方面，惡性腫瘤病人的治療費用很高，員工家庭各種各樣的困難相繼出現，這又會給單位上司增加心理壓力。

但是，公司上司應把關心每個員工的健康當作自己的責任，對患了癌症的員工更要關心、照顧，應盡可能地解決癌症病人因治療而發生的經濟困難和生活困難。必要時公司派人去護理病人，照顧家庭。作爲上司，應定期去看望，慰問病人，對病人的態度應比過去更親切，更誠懇，鼓勵病人和疾病作爭戰，希望病人盡早康復，回到工作崗位，以激發病人戰勝疾病的信心和決心，使病人放下心理包袱，安心接受治療。在病人出院後，只要身體條件允許，應盡可能給他安排力所能及的工作。因爲工作是每個人的價值的具體表現，它能給人以信心、理想和希望。工作能讓病人感到自己不是廢人，還能爲國家做貢獻，爲大衆服務。上司把安排病人工作當作心理治療和心理護理來對待。有的病人曾這樣說：「我們能做一點工作，就感到自己對社會還有用，不讓我工作，就覺得很悲觀，覺得自己沒用了，被社會遺棄了。」因此，讓病人回到大家庭中來，使他們達到心理平衡，對其康復是有積極意義的。

第四節　社會心理

「癌症是不治之症」，「患了癌症就等於判了死刑」，這是社會大衆中廣爲流傳的使人不寒而慄的心理表現。雖然難以治癒的疾病並不只有癌症，如心臟病、糖尿病、腎功能衰竭等，但由於癌症本身和社會種種原因，心臟病、糖尿病等這些難以治癒的疾病都沒有像癌症這麼可怕，癌症幾乎成了所有疾病中最令人恐懼的疾病。這些心理狀態相互影響，相互加強，不僅影響病人的治療和康復，而且會影響正常的人際關係以及工作和生活。社會上這種「恐癌」心理對於癌症的預防和治療十分不利。克服這些消極心理的最好辦法是展開癌症預防和治療的科學知識和宣傳教育，消除對癌症的種種偏見和謬論，使全社會都加強癌症的預防工作，支持病人及早治療。社會對病人及其家屬的支持非常重要，不僅在精神上能夠得到安慰，在實際生活中提供幫助和照顧，是病人早日順利康復的重要條件。

第六章　腫瘤康復心理

康復，顧名思義即健康的恢復或恢復健康。促使病人康復就是幫助病人在身體功能上、精神上以及職業上進行恢復健康的活動，使其在身體條件許可的範圍內能最大限度地恢復生活和勞動能力。因此，病人的康復就需要一個比較完整的、系統的醫療護理和康復方案，在醫生、護士、病人及其家屬、親友的共同努力下來進行。

腫瘤病人的康復，是一個漫長、艱難而又痛苦的過程，除涉及醫學外，更多的要涉及到心理學、社會學等許多方面。精神因素在腫瘤康復中的作用不可忽視。美國帕斯基等對二〇一八例男性住院病人隨機追蹤調查二十年之久，結果發現抑鬱與癌症死亡的關係大於抑鬱與癌症發病率的關係。經研究表明，抑鬱情緒削弱了機體免疫系統對癌細胞的排斥力，促進了癌症的擴散。精神因素既能促癌，又能抗癌，關鍵在於患者對不幸事件的態度和承受力。臨床觀察表明，精神因素在腫瘤康復中的作用遠大於在腫瘤誘發中的作用。「求生慾望」是腫瘤患者康復的原動力，良好的精神狀態是癌症患者康復的首要條件。一九七一年，史蒂文・格里爾對六十九名乳癌婦女進行研究發現，屬於下定決心要在奮鬥中求生存的「奮鬥型」者，其生存率最高；拒絕相信自己患有腫瘤的「不相信型」者其次；生存率最低的爲接受不幸，聽其自然的「淡然型」和對癌症屈服的「無望型」。美國西蒙頓等指出：「樂觀積極的態度，比疾病本身的嚴重程度更能決定康復的機會，也就是說，積極求癒的垂危病人比病情較輕卻悲觀、沮喪的病人治療結果更好。」

第一節　外科根治性手術後心理

外科手術治療主要爲局部癌灶的治療性切除，多用於早、中期病人。對某些早期實體癌瘤是首選的治療方法。根治性手術是指手術切除全部腫瘤組織，包括腫瘤所侵犯和累及的鄰近淋巴結，要求在最大可能範圍內進行切除。這種手術適合於腫瘤局限在某部位而沒有遠處轉移的病人。臨床上首選外科根治手術的腫瘤爲早、中期的乳腺癌、肺癌、食道癌、賁門癌、胃癌、結腸癌、甲狀腺癌、子宮頸癌、直腸癌、外陰癌等。但嚴格說起來，現有的各種檢查方法，都無法準確地指明癌細胞在組織內的擴散範圍。因此，手術治療是相對地切除所有肉眼可見的癌組織。根治性手術並不一定就能根治。臨床上許多外科根治性手術後不淨，病人又出現局部復發和轉移，致使根治性手術失敗。

在接受外科根治性手術後，患者心理變化大致可分爲以下幾種情況：

一、非醫學專業人員、文化素養較高的患者，病後會特別注意電視、電台、報刊、雜誌上有關腫瘤知識的報導，雖然自己已經接受了所謂的根治性手術，心中仍然疑心重重，擔心手術未淨，害怕復發、轉移，總覺得自己是被「判了死刑」的人，在希望腫瘤被徹底切除了，從此就會健康的同時，又隱隱感到失望，這種矛盾心情時常交替出現。

二、對於女性盆腔癌、乳腺癌、腸癌和骨癌、前列腺癌、喉癌等根治性手術後的患者，手術後常有抑鬱，心理上有損失感。這類患者心境悲哀、冷漠，不僅因肢體、臟器的損失，計劃自我估價、性功能、獨立生活能力和工作能力等的損失感。據國外資料報導，中年男子前列腺癌切除術後有16%的患者訴說有性功能或性心理障礙；喉癌患者手術後語言交流困難；結腸癌手術後的造瘻不便；截肢後發生幻肢症；卵巢子宮癌手術後影響生育；乳腺癌手術後影響美觀等等。有的患者甚至後悔手術，對醫務人員產生仇恨。更有甚至心理逐漸失常，最後導致精神分裂。

三、對於文化素質較差的患者，認為既然已經進行了根治手術，癌腫已被切除，已萬事大吉，忽視了腫瘤復發和轉移的可能。他們不知道惡性腫瘤病是一種頑疾，與普通疾病不同，而且致病因素多，潛伏期長，治療複雜，且後遺症多，有的病人還可能發生重複癌。因此，既使根治手術後，仍應提高警惕，應囑咐他們定期複查十分重要。

一般情況下，二～三年以內的腫瘤患者，三個月複查一次；三年以上的患者，半年複查一次；五年以上者，一年複查一次。腫瘤患者在康復的過程中，千萬不要怕麻煩，不要麻痺大意，要有信心和耐心，與醫生密切配合，爭取心、身早日完全康復。

第二節　放射治療、化學治療後心理

一、放射治療後心理

放射治療是利用電離輻射（χ線、γ射線或電子束）治療惡性腫瘤的一種手段。電離輻射可誘導產生細胞、組織和器官中的化學變化反應，引起生物分子結構的改變，破壞和阻止細胞分裂。常用的照射方法有體外照射和體內照射兩種。放射治療對腫瘤是否有效，取決於許多因素，如腫瘤的臨床分期，腫瘤局部病理類型和它對放射線的敏感性，病人的整體狀況和腫瘤周圍情況都有關係。放射治療結束，由於多方面的原因，即使原定是根治性放射治療的，也可能有一部分病人未得到根治而在一定時期後復發。因此，放射治療後仍需要密切觀察，繼續進行綜合治療，以達早日康復。

在放射治療過程中，不可避免地要照射到一部分正常組織，產生放射反應和損傷，如出現噁心、嘔吐、食欲不振、頭痛、全身乏力等全身症狀和血液白血球、血小板減少，局部組織變性、壞死等反應。若患者不明白放射治療對於腫瘤治療的重要性和必要性，常常產生恐懼、焦慮、煩燥等反應，心情十分苦悶，有時會覺得放射治療的副反應比腫瘤本身所帶來的痛苦更難以忍受，並且擔心放射治療導致繼發性腫瘤，不孕症和其他放射病，對放射治療的療效抱懷疑態度等等。患者的這種心理變化可以理解，但為了儘早恢復健康，應放下心理包袱，積極處理由於放射治療所產生的副作用，應該明白放射治療對於腫瘤是有科學根據的，副反應是暫時的，只要積極預防和治療，副作用很快就會消失。

二、化學治療後心理：

用藥物治療惡性腫瘤已有悠久的歷史，但是使用化學方法合成或從其它物質中的提取出來的化學藥物進行治療腫瘤，則是近四十年發展起來的一門科學。在腫瘤治療中發展和進步最快的是化學藥物治療。目前已有五十多種藥物被證明對不同種類的惡性腫瘤有效。近年來，至少有十種惡性腫瘤通過化學治療取得成功，因此，化學治療已成爲當前臨床上重要的治癌手段之一。但化學治療也還存在著許多不足，一方面它對腫瘤細胞的選擇抑制作用不強；另一方面，全身化學治療用藥的毒性較大，使療效受到很大影響。現有的多數抗癌化學治療藥物都是毒性較大，安全係數較低的藥物，對腫瘤組織只有相對的選擇性，對人體正常組織細胞也常有不同程度的損害，如骨髓、淋巴系統、胃腸道、上皮細胞、皮膚、頭髮根、生殖器官的生髮上皮和胚胎組織等細胞具有一定的影響。

化學治療的毒性反應，分爲近期毒性反應和遠期毒性反應兩種。近期毒性反應又分爲局部組織壞死，栓塞性靜脈炎，全身反應則包括消化道、造血系統、免疫抑制、皮膚、黏膜反應、神經系統反應、肝功能損害、心肺毒性反應、腎功能障礙等。遠期毒性反應主要是生殖功能障礙及致癌、致畸作用。另外，化學治療後有時還可出現感染、出血、穿孔、尿酸鹽結晶等其他併發症。

患者在進行化學治療後，由於毒性反應的相繼出現，病人難以忍受化學治療副作用所帶來的痛苦，悲觀、緊張、憂鬱、情緒不穩定、有不安全感，對治療懷疑等異常心理狀態比較嚴重。認爲自己將在受盡折磨後死亡，不敢奢望能夠痊癒，心灰意冷，對一切失去信心。有的病人在近期毒性反應過後，又擔心遠期毒性作用對自己的危害，造成心理壓力極大，對康復極爲不利。病人應面對現實，絕不能消極悲觀，化學治療藥物雖有不同的副作用，同時也有較好的抗癌作用。腫瘤患者如果沒有對癌症「破釜沉舟」和「背水一戰」的決心，沒堅強的意志和毅力，沒有吃苦和堅韌不拔的精神，康復的可能性是很小的。因此，化學治療後的患者，在積極克服化學治療毒、副作用的同時，在精神上要有所寄托，才能最終擺脫對癌症的恐慌和緊張心理。美國西蒙頓說：「疾病的最後結果，首先看病人對醫藥治療及其對本身抗病免疫能力的信心。其次，要看他是樂觀還是悲觀。」

第三節　綜合治療後心理

目前，腫瘤的治療手段有外科手術、放射治療、化學治療、內分泌、免疫等現代醫學治療方法，在中國還有獨特的中醫藥、針灸、氣功等治療方法，無論那一種方法都有一定的療效，也都有一定的局限性。單純的外科手術和放射治療都屬局部治療，且比較適合早期病人。化學治療和免疫、內分泌治療屬於全身治療，但療效不甚理想，且有較多的毒、副作用，給機體帶來不同程度的損傷。中醫藥治療在調理全身機能方面有獨特之處，但癌細胞的特異性和殺傷力不強。針灸和氣功也只能作爲輔助療法。各種治療方法各有優缺點，但這些方法相互結合，取長補短，則可提高療效，這就是中西醫結合的綜合治療的優越性。

綜合治療不但是一個受到廣泛重視的研究領域，而且已爲中、外許多學者所公認。對於早期病例，通過綜合治療，可以提高病人的治癒率和生活品質；中、晚期病人，通過綜合治療也有相當部分可治癒，但更主要的是延長生存期和改善生活品質。

實際上，腫瘤的臨床治療已進入了綜合治療時代，對很多常見的惡性腫瘤的綜合治療已經取代了傳統的單一治療方法。由於綜合治療是全身治療和局部治療相結合，改善了對腫瘤的全身控制，使得某些病人，甚至有擴散的病人仍可得到治癒。

綜合治療的目的：

(1)使原來不能手術的病人得以接受手術；

(2)減少復發或擴散的可能性以提高治癒率；

(3)通過增強病人的免疫機能及必要的姑息治療，來提高治癒率和生活品質。

但是，綜合治療仍然存在許多問題，如治療程序較多，時間較長，病人不信任、悲觀、失望，認爲醫生對腫瘤的治療也無絕對性把握，用病人做試驗。因而，有的病人不願堅持按照治療計劃進行，常半途而廢。醫務人員應該讓患者明白，綜合治療不是純中醫加西醫治療，也不是一種治療方法接著另一種治療方法的延續，而是中、西醫之間多方法、多學科的密切配合，科學的有機結合的協同治療，充分發揮各種治療手段的長處，使治療循序漸進，使各種惡性腫瘤的治療效果逐步提高而達到康復的目的。臨床實踐證實，同一病期的病人療效比較，中、西醫相結合的綜合治療的效果比某一單純治療手段的療效都好。

第四節　帶瘤生存期心理

通過一段時間的積極治療，有的腫瘤顯然未被治癒，但病情穩定，腫瘤的發展和控制之間已達平衡，瘤體與機體共存，患者帶瘤生存。帶瘤生存者好像懷裡抱著一顆炸彈，不知何時就會爆炸，內心總是蒙著一層陰影，憂鬱、脆弱，對自己所患腫瘤的必然結果，始終沒有固定的態度。有時高興，對未來抱著希望，覺得自己能夠僥幸活下去，已是不幸中的大幸，只要生命存在，科學技術不斷在進步，也許某一天就有治癒的希望，渴望生存。有時又很悲觀，「癌症是不治之症」的陰影總在心底裡徘徊，暗暗做好死亡的準備，懷疑一切治療手段。

帶瘤生存，並非與腫瘤「和平共處」，任其發展，不積極治療。隨著科學技術的不斷進展，「癌症不等於死亡」已被大量的臨床實例所證實，得了腫瘤就「再也沒有治癒的希望」的想法是一個重大的錯誤。不管多麼重的疾病，只要病人活著，就有被治癒的機會。生命的本質是可逆的，只要有把病毒細胞換回成健康細胞的條件、疾病就能夠被治癒，對於所有的疾病可以這樣說，疾病之一的腫瘤病當然也不例外。

除各種治療手段外，自然治癒的惡性腫瘤病人也不計其數。曾有一位患鼻淚管癌的患者，經手術後住院放射治療，趁醫務人員不注意，自行偷看了病例，見醫生在病歷上寫道「放射治療期內新生物生長，預後不良」，一時受強烈的打擊，在治療室抓起一瓶水合氯醛服下要自殺，護士發現後對其病人進行洗胃等搶救，以後病人自動出院。經過這一生死折騰，病人徹底反省，情緒也完全改變，反而認爲自己本來已死，現在活著都屬於意外收獲，對癌症不再有重大精神負擔，對生活充滿信心，愈活愈高興，越來越開心，殘餘腫瘤盡自然消退。五年後，再去該院看病，當年治療他的醫生大驚，昔日一同搶救他的病友都已故去，唯他獨存。

美國學者亨利・德雷赫爾指出：「**對生活抱樂觀和積極的態度，是防禦系統最有力的支持，即有利於預防，也有利於治療。**」有關專家們指出，人體免疫功能增強是癌症自癒的主要原因，人的意志力和求生力可以動員人體的抗病力，它的作用比藥物大十幾倍，甚至幾十倍。

總之，康復過程的腫瘤患者，已經過了生與死的殘酷爭戰，應擺脫癌症的恐懼和壓抑心理，充分肯定自我，信心百倍地在人生道路上奮進，遇事從樂觀自救的方面著想，不再畫地爲牢，自艾自憐，努力改變自己的心理和情緒狀態，自我釋放內在的精神力量，以把握自己的健康，變得樂觀自信，不僅恢復了自身的健康，而且恢復面對生活，面對人生的能力，甚至應感到自己比病前更好，更有信心和勇氣，以迎接嶄新的生活。

第七章　癌前病變心理

癌症就像一個幽靈，時刻在人類頭頂上徘徊，每年都吞噬著數百萬人的生命。目前，防治癌症已成爲世界上所有國家的重要保健問題，是三大主要死亡原因之一，癌症的肆虐以及對人類健康的威脅已經引起了全世界的警覺和重視，紛紛行動起來向癌症開戰。

癌症的預防研究，一直是一項極有價值的大規模工程，針對癌症發生的各種因素，採取許多有效的預防治療措施，從而避免已知的癌症的危險因素是很有意義的。

癌前病變是指其本身不是癌，但可能轉變爲癌的良性病變，以及先天基因的缺陷，其在組織形態學上有一定程度的異型改變。正常細胞由增生開始到發展爲惡性腫瘤，都要經過一個從量變到質變的漫長的癌變過程，需有不同時間的誘導期，一般經過單純增生↓非典型增生↓原位癌（或惡性病變），在原位癌形成之前的增生階段稱為癌前病變，它是惡性腫瘤發生過程中的前一階段，是一個非特異性過程。癌前病變如進一步發展，增生的細胞在形態上有明顯惡性特徵和異常的生物學行為，便進入了癌症階段。

從大量的實驗研究和臨床實踐中發現，有多種癌症在發展為癌症之前都曾有過一個良性病變過程。例如，在原發性肝癌患者中，約三分之一有慢性肝炎史，肝癌手術標本顯示，肝硬化比例為七七・九%，胃癌手術標本及屍檢中大多數都有慢性胃炎存在，約6～18%的胃潰瘍可以發生癌變，胃、腸道腺瘤性息肉的惡變率高達50%以上。惡性葡萄胎全部由良性葡萄胎轉變而來，50%的絨毛膜上皮癌由葡萄胎惡變所致，人類白血病中約十分之一是由電離輻射引起的等等。

關於癌前病變的研究或某些與癌的發生有一定關係的疾病的研究，是頗受人們關注的重要課題。那些良性病變可列為癌前病變，目前尚無統一認識，常見的有顱腦良性腫瘤，鼻咽粘膜增生性病變，甲狀腺良性腫瘤，食管粘膜上皮增生，慢性萎縮性胃炎，胃潰瘍，單發或多發性胃、腸息肉，病毒性肝炎和肝硬化，乳腺增生病，葡萄胎，宮頸糜爛，卵巢良性腫瘤，皮膚角化病，皮膚・粘膜白色病變，皮膚・粘膜慢性潰瘍，竇道及瘻管，增殖性疤痕，色素沉着性皮膚病變，放射性損傷，隱睪，包皮過長和包莖等。儘管上述疾病不一定都發展成爲癌，但在長期持續致癌因素的刺激下，臨床上確有這轉變的可能性，且比一般人群的發病率爲高。患有不同的癌前疾病患者，又有不同的心理變化。

第一節　良性腫瘤病人心理

作爲癌前病變的良性腫瘤，目前比較公認的有甲狀腺良性腫瘤，乳腺良性腫瘤，卵巢良性腫瘤，多發性胃腸道腫瘤性息肉，多發性精神瘤，乳突狀瘤等。據臨床資料統計，甲狀腺良性腫瘤中，甲狀腺腫瘤占甲狀腺疾病的40～70%，癌變率約爲10%，結節性甲狀腺腫瘤約4—7%可以惡變，成年男性甲狀腺單發性結節的惡變率爲5～35%；乳腺良性腫瘤的發病率甚高，約占全部乳腺疾病的50%，主要包括乳腺導管內乳頭狀瘤，乳腺增生病，後者又可分爲單純乳腺腺病增生，乳腺纖維增生，乳腺囊性增生病等類型，臨床以纖維腺瘤爲最多，約占良性腫瘤的四分之三，其次是乳管內乳頭狀瘤，約爲良性腫瘤的五分之一。患有乳腺良性腫瘤的患者乳腺癌的發病機會較正常人高。美國資料認爲乳管內乳突狀瘤爲癌前狀態，大約30%的病人在以後的同側乳房中發生浸潤癌，國內資料證實乳腺囊性增生病是致癌因素，約1～10%發生癌變，曾有人報導高達20～30%。乳管內乳頭瘤癌變率國內報告爲6～8%；多發性胃腸息肉根據組織病理學大致分爲腺瘤性息肉，炎性息肉，錯楊瘤型息肉，增生性息肉等類型，其中腺瘤又可分爲管狀腺瘤，絨毛狀腺瘤及混合腺瘤。炎性息肉，錯楊瘤型息肉，增生性息肉癌變率較低，腺瘤性息肉癌變率較高，其中又以絨毛狀腺瘤最易發生癌變。據統計，胃的炎性息肉惡變率爲0～5%，腫瘤性息肉惡變率爲25—50%，最高可達六六．五%，而腸腺瘤性息肉惡變率亦高達50%以上；卵巢良性腫瘤是婦科常見疾病之一，患病率約爲婦科疾病的十三．九%，其中包括漿液性囊腺瘤，約占卵巢良性腫瘤的25%，粘液性囊腺瘤，約占卵巢良性腫瘤的20%，成熟畸胎瘤或稱皮樣囊腫，占全部卵巢腫瘤的10～25%，良性纖維上皮瘤，良性卵泡膜細胞瘤，卵巢纖維瘤，卵巢瘤樣病變等。據組織病理學報告，卵巢惡性腫瘤多由其相應的良性腫瘤轉變而來，漿液性囊腺瘤約45～50%可轉變爲漿液性囊腺癌，粘液性囊腺瘤有5～12%可繼發惡變爲粘液性囊腺癌，成熟囊性畸胎瘤的惡變率約爲2～4%，良性卵泡膜細胞瘤可演變爲惡性卵泡膜細胞瘤，良性纖維上皮瘤，卵巢纖維瘤，卵巢瘤樣病變亦有發生惡變者；另外，多發性脂肪瘤，乳頭狀瘤等也可發生癌變。

良性腫瘤惡變這一觀念在多數人的心中還未引起重視，有好多人，一聽說患的是良性腫瘤就如釋重負，萬事大吉，放鬆了警惕，甚至惡變了都毫無知曉。而有少數「恐癌」患者，因癌症在其心理上留下的「印迹」太深，即使患的是良性腫瘤，他們也恐懼、憂鬱、焦慮，害怕惡變，爲自己的健康狀況担心，害怕耽誤事業，影響生活，常去醫院複查，打聽各種治療辦法，甚至坐臥不安。實踐表明，不當性心理刺激和情感反應是促使良性腫瘤惡變的重要條件之一。

良性腫瘤有癌變的可能性，(並不是所有的良性腫瘤都會惡變)。因此，患有良性腫瘤的患者，不可麻痺大意，也不必驚慌失措，良性腫瘤絕大多數是可以治癒的，只要定期複查，積極治療，就可防患於未然。

第二節　慢性炎症與潰瘍病人心理

與癌症關係密切的慢性炎症和潰瘍病有：病毒性肝炎及肝硬化，鼻咽粘膜增生性病變，食管粘膜上皮增生，慢性萎縮性胃炎，胃潰瘍，宮頸糜爛，皮膚，粘膜慢性潰瘍，竇道和瘻管等。

病毒性肝炎是一類嚴重危害人類健康的常見傳染病，中國至少有10%上下的人有肝炎病毒感染史。據統計，在原發性肝癌患者中，約三分之一有慢性肝炎史，約90%的肝細胞肝癌患者有肝炎病毒感染，實驗資料說明，B肝表面抗原陽性者，患肝細胞癌的危險性爲陰性人群的40倍。肝癌病人的手術標本顯示，肝硬化比例爲七七・九%，而有不同程度炎症的病變達九四・一%；鼻咽粘膜增生病變包括鼻咽腺樣體增殖，增生性結節和鼻咽粘膜重度炎症三種病理類型，大約有一・六%～一・八%可發生癌變；萎縮性胃炎與胃癌的關係十分密切，臨床觀察顯示，萎縮性胃炎病人胃癌發病率明顯高於對照組，國外的報告爲八・六%，國內統計約爲四・三~六・一%；胃潰瘍的患病率爲10%左右，而胃潰瘍中國內文獻報告約6~18%的患者可發生惡變，國外報告約十二・三%的胃潰瘍癌變；宮頸糜爛爲婦科常見病和多發病，據統計，如不治療，10~15%的輕、中度和75%重度糜爛可轉變爲宮頸癌；食道粘膜上皮增生，皮膚，粘膜經久不癒的潰瘍、竇道和瘻管在致癌物質長期刺激下亦可發生癌變。

慢性炎症及潰瘍疾患，雖然暫時不會危及生命，但因病程長，治療效果不理想，患者對治療缺乏信心，感到自己患病給家人及他人帶來累贅，從而失去生存信念，產生厭世消極意念。且某些慢性疾病如肝炎等又具有傳染性，長時間的疾病生涯使病人的社會價值無法具體體現，因而變得自責、自卑、孤獨、退縮、焦慮、抑鬱，情緒易波動。這種負面情緒作用於大腦皮質，引起興奮，時間一長，大腦皮質由於過度興奮轉爲超限抑制，導致皮質下中樞功能失調，植物神經的控制中心視丘下部緊張性增高，進而發生機能紊亂和異常，促進病情加重。臨床研究表明，潰瘍病人常有抑鬱症狀，而應激所致的抑鬱又可引起潰瘍病，且長時間的負面情緒的刺激可加速其惡變的可能。

當前，各種慢性炎症，潰瘍病等慢性疾病已成爲危害大眾健康的主要疾病之一，當代醫學尚無法使一些患病率高的慢性疾病，例如慢性病毒性肝炎，肝硬化，萎縮性胃炎，胃潰瘍，宮頸糜爛等治癒，以致使不少患者變成終身慢性病人。

在慢性病變的漫長病程中，盡管多數人的病理損害並不很嚴重，臨床上也可自然緩解和有較長時間的相對穩定，但是慢性病給人帶來的精神損傷，尤其是病人害怕癌變的心理壓力，常是影響病情穩定和痊癒的重要因素。因此，在各種慢性疾病的治療過程中，進行確實有效的心理治療和防止病情惡化至關重要，著名的生理學家巴甫洛夫曾說：「醫生不單治病，還應該治病人。」在進行疾病醫治的同時，要注意到有利康復的措施，要使病人安心修養，又要鼓勵病人進行適當活動，鼓勵他們爲恢復工作和社會生活進行準備，使患者擺脫心理依賴和心理負担，保持精神舒暢，注意勞逸結合，適當鍛練身體，以增強體質，養成良好的生活和飲食習慣，盡早達到心理和生理康復。

鑒於慢性病變部分有癌變的危險，因此，患有慢性疾病的患者應長期隨訪觀察，密切注意病情變化，定期到醫院進行複查，避免精神緊張和不良的心理刺激，調動一切積極因素，以戰勝病魔的糾纏和折磨，防止惡變。

第八章　腫瘤預防心理

根據多年來腫瘤病因學和流行病學的調查研究，以及近年來關於腫瘤發生學的研究表明，腫瘤病是可以預防的。對於病因和發病因素已經明確的腫瘤，積極控制致癌因素，設法避免和減少接觸的機會，如通過禁用烟草以預防肺癌和口腔癌，通過科學的膳食預防腸癌，通過接種B型肝炎疫苗以預防肝癌等，這項工作做好了，大約可以預防三分之一的癌症的發生。另一方面，現在已經觀察到了癌變過程的階段性和長期性，由長期良性腫瘤或慢性炎症，潰瘍病等引起的細胞不典型性增生，而逐步發展到癌前病變者，可以積極治療癌前病變，阻斷癌變過程，減少癌變率。實踐證明，針對某個具體腫瘤，採取相應的預防措施，可以明顯降低其發病率。

第一節　物理致癌心理

物理致癌因素主要指輻射致癌。輻射，包括電離輻射和非電離輻射（紫外線，μA），是人們生活環境的正常成分。近年來，由於科學技術的迅速發展，由電離輻射成紫外線普遍用於臨床疾病的診斷和治療，放射性核素廣泛用於工、農業生產和醫療保健事業，核能的和平利用和核武器的研製和使用，使輻射這一物理因素越來越貼近人們的生活。自從一九四五年八月日本廣島、長崎兩城市遭原子彈襲擊後，不但在短期內死亡二十多萬人，倖存者中至今腫瘤發生率和死亡率仍比對照人群高出許多。從此，人們才開始重視輻射的短期效應和長期效應。

長期效應主要是遺傳效應和致癌效應。遺傳效應即是生殖細胞受照射後細胞DNA上的遺傳物質受損，發生突變，這種改變可傳給後代。而致癌效應則是輻射使體細胞受到損傷，導致細胞發生惡性轉化，從而發生惡性腫瘤。

大量的實驗研究和臨床資料統計表明，大劑量的輻射或紫外線照射的確可以致癌，致畸，且腫瘤的發生率與劑量大小呈線性關係。日本廣島、長崎原子彈爆炸倖存者中，白血病和其他各種類型的實體腫瘤發生率和死亡率都明顯升高；國、內外都有報導的χ光工作人員，由於經常給病人做χ光檢查，手部長期受χ光的照射，引起皮膚癌；在四十~五十年代，國外曾一度盛行用χ光治療風濕性關節炎，強直性脊柱炎，照射後十~二十年，局部受照射軟組織發生腫瘤或白血病；臨床用I^{131}治療甲狀腺腫瘤而致乳腺癌等均有過報導。

輻射致癌在社會上大多數人心目中已留下了深刻的印象，害怕接觸射線就如同恐懼癌症一樣，有的人一聽到射線就會聯想到白血病、皮膚癌，更有甚者，把射線和白血病、皮膚癌等同起來，害怕接觸射線，害怕晒太陽，連生了病也拒絕接受有關的檢查和治療。這種害怕射線的心理歸根到底還是源於「恐癌」的心理。

輻射致癌，這是已經被確認的事實，但人們最關心的是小劑量，低劑量率的輻射的致癌問題，因爲這是日常工作，生活中經常要遇到的問題。所謂小劑量，一般認爲一次受照射（低LET輻射）劑量是小於0.5 Gy或一年由多次受照射累積劑量小於0.10 Gy。而對於低劑量率（DR）尚沒有明確的定義，根據Hall的意見，DR在0.1-10.0

Gy／h，即相當於0.17～17.0 rad／min，即屬於低DR。

對人體，小劑量和低DR照射，從總體上看是無致癌的，即使有，也是很微弱的。醫療活動中的輻射對絕大多數人是科學和安全的。因此，極度的恐懼不僅不利於疾病的診治，且過重的心理壓力對健康有害。但從防護角度來看，輻射致癌是隨機效應，無關劑量。所以，應避免不必要的照射。

近年來，國內外均有學者提出「小劑量‧低DR的照射對機體有益」的假說，認爲人類之所以發展到今天，與受大自然中小劑量‧低DR的照射刺激有關。在人類進化發展的歷史長河中，輻射是不可缺少的外在因素，它對生物具有刺激生長，發育，提高生育能力及細胞增殖能力的作用，能促進傷口修復，癒合，增強機體抗毒，抗感染，抗輻射，抗腫瘤的免疫力，能延長生命，降低死亡率等等作用。

任何事物都有它的雙重性，有利有弊，有正作用和副作用，輻射雖然在一定程度上給人類帶來了危害，另一方面，它又對社會的進步，科學技術的發展，人類的健康作出了不可磨滅的貢獻。

對於長期從事接觸輻射工作的人，應加強安全保護措施，定期檢查身體，注意休息及飲食調養，正確認識輻射的正、副作用，保持心情愉快，加強身體鍛練，防止腫瘤及其他疾病的發生。

第二節　化學致癌心理

一七七五年，英國的Pott首先注意到倫敦掃烟囪工人的陰囊腫瘤發病率較高，並且把發病原因歸咎於連續受煤烟焦油的作用。一九一六年，日本的山極和市川用煤焦油成功地誘發家兔皮膚癌。此後，環境因素能引起人類惡性腫瘤才引起人們的重視，化學致癌物及其衍生物的理論研究和實驗研究才得以開展。實驗研究和腫瘤流行病學的密切結合，使人們能夠發現生活環境中的致癌化學物質以及了解在機體中合成致癌物質的可能性。從此，對人類常見惡性腫瘤如肝癌、肺癌、食道癌、胃癌等的病因和預防研究，取得了新的進展。

化學致癌物質的種類繁多，一九六九年國際癌症研究中心就總評出六二八種，而有充分致癌證據的有五十多種，大致分為烷化劑，多環芳羥類化合物如苯丙芘，芳香胺類化合物如2—萘胺·聯苯胺等，氨基偶氮染料猩紅、奶油黃等，亞硝胺類化合物，植物毒素如蘇鐵素，蕨類毒素，金屬致癌物如鎳、鉻、砷，鎘等。

化學性致癌物質廣泛存在於人們的生活環境和工作環境中，每天都不可避免地要接觸到許多有致癌性的化學物質。如烷化劑常被用來製作化療藥物•殺菌劑和滅霉劑；多環芳香羥類化合物由燃燒紙烟，不完全燃燒脂肪，煤炭、石油以及用烟直接熏製食品時能生成多環芳香羥——苯丙芘，這類化合物小劑量就能引起組織的惡變；芳香胺類化合物如N—2—乙酰胺基芴，是一種合成的殺蟲劑，它可以引起多種動物不同器官和部位的腫瘤；氨基偶氮染料曾用作紡織品•食品及飲料的染料，實驗證明，長期大劑量的食用可引起肝癌和膀胱癌；亞硝胺類化合物普遍存在於水與食物中，流行病學調查和實驗研究證實，人食道癌的亞硝胺病因已有了直接的科學證據；植物毒素和金屬也可致肝癌、肺癌、胃癌等惡性腫瘤。

在腫瘤的病因學研究中，能致癌的因素要算化學性因素最多，最普遍，也最直接。實際上，又因爲太普遍，太多，太直接而未被人們普遍重視，常常置身於其中而未覺察，更無心理準備。如各種殺蟲劑的使用，廢水、廢氣、廢渣對大氣、土壤、作物、水源、食物等的污染；各種醫用性激素類，硫脲類，重金屬製劑以及某些具有致癌、致突變作用的抗癌藥物的應用，使人們自覺不自覺地將自身暴露在化學性致癌物質的包圍之中，甚至有的人已患了惡性腫瘤還不明白其發病原因。因此，人們對化學性致癌因素的心理反應似乎遠沒有對輻射致癌那麼明顯，也許是因爲原子彈爆炸給人們帶來的災難太深，震驚太大，以致於人們對輻射才會如此恐懼。

隨著防癌知識的宣傳和普及，化學性致癌因素已經引起社會各界的廣泛關注，保護環境，消除「三廢」（廢水、廢氣、廢渣）已成爲有關部門的重要任務，但由於社會及經濟等諸多原因，即使對化學性致癌因素有所認識的人們，也有無可奈何之感，因爲化學性致癌物質太多，與人們生活間關係太直接，使人們防不勝防。因此，防止化學性致癌因素的作用有待於提高全民素質，更需要國家、政府、企事業單位、群衆團體和全體人民的大力支持與配合，不僅在客觀上高度預防，在主觀上也要高度警惕，從而防止癌症的發生。

第三節　病毒致癌心理

對於病毒致癌作用的探索始於上世紀初。一九〇八年，Ellerman和Bang發現自發性鷄白血病的無細胞濾液能感染鷄，並引起白血病。一九一一年，Rous發現用鷄肉瘤的無細胞濾液接種於小鷄，數周後，被接種的小鷄發生相同組織學類型的腫瘤。以鷄胚絨毛尿囊膜上接種腫瘤濾液，能形成腫瘤。Rous等人的創舉爲腫瘤病毒病因的研究奠定了基礎。用鷄胚繁殖鷄肉瘤病毒並沿用至今。

一九三三年，Shope最早在哺乳動物的腫瘤細胞中發現腫瘤病毒，證明兔的粘液瘤、纖維瘤和乳突狀瘤等都是由病毒引起的，這種腫瘤病毒被稱爲Shope肉瘤病毒。用該病毒感染家兔，能誘發良性乳頭狀瘤，並有少數惡變，用兔疫螢光法在乳頭瘤的角化細胞裡檢出病毒抗原，並分離出病毒。一九三四年，Lucke證明病毒能引起蛙的腎腺癌。一九四二年，Bittner發現小鼠的自發性腺癌是由病毒引起的，並能通過乳汁傳給子鼠。一九四七年，Claude等人觀察到病毒顆粒並命名Rous肉瘤病毒，它是第一個被證實的腫瘤病毒。一九五一年，Gross分離到小鼠白血病病毒，並陸續報導了病毒引起的大鼠、豚鼠、貓、狗和猴白血病。實驗證明，白血病病毒可垂直傳播，也可水平傳播。動物白血病病因及實驗方法的研究爲人類白血病病因的研究提供了途徑。六十年代以後，又陸續發現許多病毒能夠引起腫瘤，如人類的腺病毒，乳頭瘤病毒，單純疱疹病毒等對切齒類動物都有致癌作用。EB病毒與Burkitt淋巴瘤和未分化的鼻咽癌有著密切的關係，肝炎病毒與肝癌，單純疱疹病毒與子宮頸癌，乳頭瘤病毒與皮膚，粘膜的良惡性腫瘤等都有明顯的關係。

由於各種病毒廣泛地存在於空氣、水源和土壤之中，大多數人對病毒這一微生物並無深刻的認識，而且感染病毒後若不發生急性病變，人們也並不會覺察，在心理上毫無準備。因此，多數人對病毒與癌症的關係或病毒致癌這一因素並沒有引起高度重視，心理反應也不明顯，多數人對病毒感染的認識僅爲「大不了患個傷風、感冒」。在衆多的病毒病因中，人們僅對肝炎病毒感染有一定的認識，而在這一病毒中警覺起來的人也大多是感染了肝炎病毒或患了急、慢性肝炎，肝硬化以後，從同類病人或惡變的病人身上才意識到了自身的危險，有的人甚至到了肝癌發現時才後悔當時未重視肝炎、肝硬化的積極治療。有位肝癌患者曾這樣說：「幾年前在例行體檢中發現自己是B型肝炎帶毒者，翌年在醫院檢查又發現有肝硬化徵象，但心理上並未引起重視，態度相當輕鬆，因爲同事、朋友中這種情況很多，而當肝癌發生時，才意識到當時的輕忽態度，這正是一點一滴地形成癌症的原由」。

不管任何事物，在未認識到它的危害之前，常常被人們忽視。病毒性致癌因素是近年來才被人們所認識的事實，在社會上還未引起人們的普遍關注。因此，除每位公民自覺地加強防護措施，如注意飲食衛生，建立安全健康的生活方式，增強體質鍛練，合理營養，提高對癌症的警惕性防癌的自覺性外，各級政府機構應利用電台、電視、報紙、刊物等宣傳媒體廣泛宣傳癌症對人類的危害，普及防癌知識，使全民都高度重視癌症的預防。

第四節　遺傳心理

隨著腫瘤發病率的逐年增加，人們，特別是與腫瘤患者有直接血緣關係者普遍關心的問題之一，就是腫瘤是否會遺傳，怎樣遺傳？

對於腫瘤遺傳問題的研究，雖然已進行了大量的研究工作，但至今爲止，也僅有流行病學證據及某些實驗佐證，尚無明確的預防措施可言。腫瘤究竟是否會遺傳，現在尚不能做出肯定的結論。早在一八六九年，Broca在報導一個乳腺癌和肝癌的多發家族時就指出，在患癌的組織中大概有某種遺傳缺陷。密執安大學醫院對一八九五～一九一三年間的三千六百名癌症患者的調查發現，15%的患者有家族史，有4個調查得十分詳細的大家族，表現出對某些特定類型癌症的易感性以常染色體顯性方式傳遞。在臨床實踐中，各種腫瘤的表現不盡相同，肝癌、肺癌的發生無明確的家族集聚性，而食道癌、鼻咽癌、瀰漫性胃癌、腸腺癌等則有明顯的家族史傾向。在食道癌患者中，

30～60％有家族史，一些高癌家族的家譜顯示，食道癌的發病符合單基因常染色體顯性遺傳規律，此外，還發現食道癌患者有較高百分比的染色體異常、染色體攜帶脆性部位以及DNA修復缺陷等。鼻咽癌的人群聚集性及家族聚集現象也非常明顯，在高危險群家族成員中有高發現率的染色體畸變、染色體脆性部位及誘發姊妹染色單體交換。這些染色體的異常可作爲遺傳易感性的標誌。近年來在腫瘤細胞遺傳和分子遺傳學領域中的大量資料都證明腫瘤是一類具有遺傳基礎的疾病。但是，大多數患者不表現出簡單的遺傳現象。有研究表明，食道癌、鼻咽癌等的發生是由環境因素和遺傳因素相互作用而致，相同的環境因素，而具有遺傳易感性的人群癌症的發病率明顯高於其它人。

作爲具有遺傳易感性的高危險群人員，若家族中已有多人患了癌症，內心焦慮、害怕、憂鬱，不知那一天厄運就會降臨到自己頭上，整日担驚受怕，心理壓力極大，不僅影響健康，而且影響生活和工作。曾遇一位肝癌患者的妹妹，她的這種恐癌心理表現得很明顯，因其父親曾死於肺癌，現在其兄又患了肝癌，她認爲接下來的就是她自己，整日懷疑自己患了「子宮癌」，爲此吃不下飯，睡不著覺，憂心忡忡，以淚洗面，對一切失去興趣，反覆去多家醫院檢查，結果都未發現她有「子宮癌」及其他疾病，她仍不相信，認爲醫生沒有查出她的病或者不告訴她實情。像這種恐癌患者在現實生活中並不少見。

事實上，具有遺傳易感性並不一定就會患癌症，還需要長時期的外界致癌因素的作用。而且絕大多數腫瘤是環境因子反覆作用於體細胞的遺傳物質，引起後者中多次遺傳改變的結果；少數以單基因顯性或隱性方式遺傳的腫瘤患者從上代獲得的並不是一個可直接引起腫瘤的突變基因，而往往是某個正常基因的缺失或突變或與腫瘤發生有間接關係的突變基因。因此，通過遺傳分析，找出對某種或某幾種腫瘤的易感個體，然後針對性地改變這些人的有害嗜好、飲食習慣、營養成份，和定期給予檢查以便早期診斷，早期治療或投以預防藥物，會大大減少腫瘤發病機會和提高治癒率。

第五節　高發區及高危人群心理

腫瘤病也和其它疾病一樣，有地理分布和人群分布等流行病學特點。高發區顧名思義即是腫瘤發病率較高的區域。它可以是不同的國，也可以是一個國家的不同省、市或一個城市的不同城區。腫瘤發病在地區上的差異，可能是自然或人爲的環境致癌物分布不均勻的一種反映。各部位的腫瘤，又都有其獨特的特點，某些腫瘤廣泛分布，而有些腫瘤則集中高發。如中亞黑海沿岸、南非及中國的華北地區是食道癌的世界三大高發區，而中國的食道癌高發區則是河北、山西、河南三省交界地區，四川北部，鄂豫皖交界地區，閩南和廣東東北部，蘇北地區和新疆哈薩克族聚居地區。

高危人群則是指有容易發生腫瘤的高度危險性的人群。這種人群中患某些腫瘤的比例明顯高於其它人群。由於腫瘤類型或部位不同，高危人群也有差異。如吸烟的中老年男性是肺癌的高危人群；屬於乳腺癌的高危人群有從未生育或首先妊娠在35歲以後、寡居婦女、年齡在35歲以上有良性乳腺腫瘤以及母親或姐妹中有患乳腺癌者；男性30～59歲，HBsAg陽性，有慢性肝炎或肝硬化或低AFP陽性者，慢性萎縮性胃炎或胃潰瘍等分別爲肝癌和胃癌的高危人群。

隨著腫瘤病因學研究取得的進展，社會、政府或部門對腫瘤高發區及高危人群已引起了重視，各級防癌機構相繼建立，在積極進行已發生腫瘤的各種治療和康復措施外，對腫瘤病因的預防已進行了大量的工作，如在高發區現場建立三級防治網，對高發區人群或高危人群進行長期觀察，定期體驗，確立易感人群，實行重點預防和相應改善機體外環境和調整機體內環境的具體措施。

具有高層文化素養的高發區或高危人群中的個體，對防癌、治癌和自身保健有一定的認識，除極個別担心自己會成爲癌症患者而心理負担沉重以外，大多數人能夠配合醫療機構進行腫瘤防治工作，參加普查，體檢，接種疫苗，注意環境及飲食衛生等。而那些文化素養較低的高發區或高危人群個體別在心理上並未引起重視，甚至認爲體檢，普查，預防接種是一件麻煩事，是一種負担，耽誤工作和學習，而不願意接受，拒絕甚至抵制態度。對這類人首先應進行自身素質的培養，才能達到正確認識自身健康的重要性和防癌的目的。

第六節　腫瘤的心理預防

輻射、化學、生物致癌因素與心理——社會因素在腫瘤的發生、發展過程中起協同作用。在外因長期作用於機體的同時，精神因素的防疫作用至關重要。因此，避免外界及機體內部的緊張壓力，保持良好的積極的情緒狀態，提高機體免疫力，以預防腫瘤的發生。

腫瘤的心理預防，主要應做到以下幾點：

一、正確處理生活變故事件，避免強大的精神刺激給心理上造成的巨大損傷；

二、積極協調和處理人事關係，保持良好的人際關係；

三、改造自身不良的個性特徵和行爲方式；

四、建立和睦的家庭和親朋關係；

五、積極參加有意義的社會性文康、體育活動。

第九章　惡性腫瘤患者及家屬的心理歷程

第一節　腦瘤

腦瘤的種類很多，惡性度愈高者對生命的威脅愈大，且復發率也高，一旦患惡性度高的腦瘤，其存活率則非常低。頭痛、嘔吐及視神經乳頭水腫是腦瘤的三大徵象，而不同部位的腫瘤又有不同的定位症狀和體徵。

腦瘤的診斷主要是靠CT、MIR以及腦室造影和腦血管造影。手術切除腫瘤是西醫對於腦瘤治療的一致主張，中藥配合化學治療或放射治療也不失為一條有效的治療途徑。

一位腦瘤患者家屬的心路歷程

二〇〇二年，弟弟剛19歲，因腦瘤手術後至今，十年來腫瘤及其手術後遺症的陰影才從家裡消除。回想這十年來的經歷，眞有不勝唏噓之感。弟弟的康復和全家人共同的努力和支持，密不可分。

二〇〇二年七月，剛參加工作不久的弟弟說他經常看不清楚東西，晚上看電視他也要坐到離電視機最近的位置。因為弟弟已戴了好幾年的近視眼鏡，他的這一現象並未引起家人的注意。約半年後的一天晚上，弟弟說頭痛得厲害，並發生嘔吐，我和父親陪他去附近醫院看急診，醫生說原因不明要留院觀察。在醫院裡進行了各種檢查，最後發現顱內有占位性病變。這對我們來說猶如晴天霹靂，災難從此降臨到弟弟的頭上，家中一直被愁雲籠罩著。尤其是母親，整日淚流滿面，吃不下飯，睡不著覺。因當地醫療條件所限，弟弟將轉院到華西醫大治療，我和父親一同前往。

腦瘤，手術治療是必用的辦法。這是我長大懂事以後家中第一次遇到如此大的變故，心中的焦急眞是無法用語言來形容。手術那天，弟弟情緒還好，心中充滿著希望，勇敢地進了手術室。我和父親六神無主地在手術室外徘徊，不知弟弟將會受怎樣的痛苦，不知手術是否成功，也不知弟弟是否安然無恙，想著比我小兩歲的弟弟才剛開始他的人生就如此不幸，心中茫然極了。如果說當時弟弟對手術治療滿懷希望，如此坦然，手術後後遺症的折磨則險些讓弟弟失去生活的勇氣。

手術一直進行到下午四點多鐘，一共花了八個多小時。當弟弟被推出手術室時，我和父親才長長地舒了一口氣。醫生說，腦瘤已全部切除了，並且惡性度很低，幾乎接近於良性，預後可能會較好，要我們放心。一個月後，弟弟出院回家休養。沒想到，腦瘤手術後遺症才是惡夢的開始。因爲手術損傷了某些神經組織，手術後弟弟的左腿一直軟弱無力，不能行走，整日躺在床上使他變得自卑、孤僻、易怒。更可怕的是癲癎的發作，二～三天一次，最長時四～六天一次，每次發作他都不省人事，四肢痙攣抽搐，口吐白沫，有時連舌頭都咬出血、大小便失禁。因爲當初我們不知道會出現這種情況，第一次見他發作時全家人嚇得不知所措。隨著病程的延長，弟弟變得越來越自卑，孤僻，足不出戶，整日把自己關在小屋子裡不見任何人，甚至有幾次企圖自殺，家人必須輪留看護著他，陪伴著他，做他想做的事，讓他快樂，同時四處求醫問藥，我們也學會一些簡單的按摩、針灸等知識。這種日子一直持續了好幾年，在針灸、按摩、理療以及中西醫結合的治療下，弟弟的病情才慢慢有所恢復，人也變得開朗了許多。

現在十年過去了，弟弟已基本上恢復了健康，回想起那段災難的日子，眞是心有餘悸。我們都覺得，當初弟弟的視力減退未被家人重視，才是導致腦瘤長大，給手術帶來困難，手術後出現嚴重後遺症的根本原因。

然而，全家人的一致鼓勵和團結，支持弟弟兩次度過生命的黑暗期，是使他再次喚起日後美麗憧憬有無比信心的最大源泉，家人的向心力幫助病人恢復健康和信心有著極大的關係。

第二節　食道癌

食道癌多發於四十歲以上的男性，進食時食道或喉頭有異物感，進行性吞咽困難是食道癌的主要臨床症狀，消瘦、貧血、嘔吐，疼痛是較晚期的表現。由於食道癌非常不容易發現，所以，年過四十歲之後，每年的體檢最好將胃鏡列爲檢查項目，以篩查食道癌。

χ光鋇劑造影可以定性、定型、定位，能比較客觀地反映局部病變情況。食道鏡檢查取活檢以及食道拉網檢查能明確診斷。食道癌的治療主要是手術配合放療或化療以及中醫藥治療。預防主要少食過熱、辛辣等刺激性食物及戒烟戒酒等。

一位腮腺癌併食道癌患者的心理歷程

陳先生是廣州市一家大型工廠員工食堂的炊事員。六個月前因右側頸部包塊到中山醫科大學附屬第一醫院就診，經檢查診斷爲「右腮腺惡性腫瘤」，並做了右腮腺包塊及右頸部淋巴結切除術，病理報告爲「腮腺鱗狀細胞癌併頸部轉移」，手術後又作了放療和化療。從確診一直到各種治療結束，陳先生及其妻子、女兒才從緊張壓抑的氣氛中鬆了口氣，好像從噩夢中剛醒來一樣，「總算過去了」，全家都這麼認爲。

而天有不測風雲，最近一個多月來，陳先生發現吃東西時食道內有摩擦感，而且越來越明顯。但這並未引起他的注意，心中的重心仍在腮腺癌上。又過去一個月，聲音開始嘶啞，並且一天比一天加重，最後家人也注意到了。於是在女兒的陪伴下又去中山一院喉科看病，檢查發現右側聲帶居中不活動，醫生建議做鋇餐攝片，結果是「食道上端占位性病變，長約七公分」，診斷爲食道癌。女兒看到這一結果時都驚呆了，腦子裡一片空白，冷靜下來的第一個念頭就是決不能讓父親知道，否則，他再也經不住這第二次沉重的打擊。

由於第二個癌症的發現，全家再次被籠罩在陰雲之中。因腮腺癌手術不到半年，加之陳先生年齡在六十二歲，醫生決定進行放射治療。女兒瞞著父親，只說醫生要求再住院複查一次腮腺癌的治療效果，陳先生就這樣糊里糊塗地又住進了醫院。

這次的放療和以前的不一樣？陳先生產生了懷疑，心想是不是腫瘤轉移了？隨著放療次數的增加，疼痛更重了，進食也困難起來，到第五次的放療後只能喝少量的牛奶和水，這種痛苦實在難以忍受，看到家人臉上不自然的表情，妻子、女兒終日爲此憂心忡忡，陳先生覺得病情肯定很重了，也許轉移了，在爲自己病情擔心的同時，也覺得對不起妻子、女兒而內疚和難過。

一次偶然的機會，陳先生聽到同室的病友在談論自己，「食道癌」，這三個字嗡嗡地在頭頂上盤旋，心中的震驚和恐懼無法形容，他終於明白妻兒有口難言的原因。半年之內就有兩種癌症襲擊自己，命運眞會開玩笑……看到女兒日夜陪伴在病房，妻子漸漸消瘦的身影以及全家人的辛苦，陳先生覺得不能讓妻兒白白的這麼辛苦，自己應該堅強一些，既然已是事實，悲觀、痛苦又有什麼用呢？這樣一想，心情反而輕鬆了許多，消極的心情也漸漸逝去。

因爲放療引起食道粘膜水腫，疼痛厲害，進食非常困難，體力不支，放療難以再繼續進行下去，經人介紹來服中藥。一面服中藥，一面再繼續放療，在咬牙堅持做了三十多次後，χ光檢查報告：「腫瘤已縮小一半，僅有三・五公分。」放療醫生說，堅持服中藥對放療有支持作用，若無中藥支持，放療很可能難以結束，達不到預期效果。這大大地增強了陳先生的治療信心和對中醫藥的信任程度。

放療結束，陳先生仍堅持服中藥，一面進行康復期治療，一面進行慢跑、氣功等體育鍛練，他覺得更珍惜生命，更熱愛生活。五個月後，身體恢復較好，在妻子、女兒陪伴下去香港旅遊。

第三節　胃癌

胃癌是常見的惡性腫瘤之一，其發病率約占消化道癌腫的一半。由於胃癌的早期症狀不明顯，並且極易與胃炎、胃潰瘍的臨床表現相混淆，故容易被一般人所忽視。出現上腹痛、噁心嘔吐、食欲減退、嘔血和便血等典型症狀，大多數已屬晚期。

χ光鋇劑造影和纖維胃鏡檢查是診斷胃癌最可靠的手段。手術是胃癌的首選治療方法，手術後化療和中醫藥治療可增加療效，手術前或手術中放療正在研究中。早期胃癌在手術後五年存活率超過百分之九十以上。保持良好的飲食習慣及維持情緒穩定較能減少患胃癌的機率。

一位胃癌患者家屬的心理歷程

自從父親在中山醫科大學孫逸仙紀念醫院因胃癌進行全胃切除以來，我們一家就被愁雲一直籠罩著，母親、姐姐經常爲此傷心落淚，全家的中心就是怎樣爲父親治病。因爲父親患的是晚期胃癌，爲他做手術的鄧教授說情況極不樂觀，並提示我們父親可能活不了兩個月。這個幾乎近於死刑的宣判，讓我們做兒女的只好瞞著父親，直哄他說是胃病，不是胃癌，手術切除了病變部分，等腹部傷口拆了線，就可以回家去。可是我們的心情一直很沉重，而且心裡一直愧疚著，直怪自己以前沒有關心父親的健康，陪伴父親，孝順父親的時間是那麼少，特別是姐姐，她曾是一位懂得醫學知識的護士。

父親今年五十八歲，改革開放一開始，他就帶頭在鎮上開了一家小工廠，從此就是沒日沒夜的工作，小工廠越辦越大，又從一家廠變成了兩家，兩家發展到多家，幾年後成立了集團公司，他自己担任董事長兼總經理職務，從服裝、皮包、手錶、電器、食品無一不做。工作的繁忙使他很少有時間休息，也很難和家人團聚。父親和我們在一起的時間少了，關心他、孝順他的機會更少，加上我們自己也有做不完的工作。

十多年來，父親一直有胃病，因爲不很嚴重，也就沒有引起足夠的重視。每次發病，到醫院或者藥店裡買點藥服下，緩解了又把它忘掉了。近一兩年，他的胃病好像加重了許多，但他自己不再乎，我們也沒太再意。直到一個多月前突然胃痛得很厲害，人也消瘦了許多，才到當地醫院檢查，醫生懷疑是胃潰瘍，建議去廣州大醫院進一步檢查。這樣，父親住進了孫逸仙紀念醫院。

做胃鏡檢查並取了活檢，報告爲惡性度極高的胃癌，醫生說最好手術切除。一九九四年二月十四日，父親的整個胃和附近的一些組織被切除了，接下來又進行了化療。鑒於父親的病情嚴重，身體狀況又極度不好，爲他做手術的鄧教授爲我們介紹了具有豐富經驗的中醫腫瘤專家李教授。爲了治父親的病，我們尋遍了廣東的好多名醫專家，一聽說什麼藥物有效，就千方百計地去買。西醫治療已沒有更好的辦法，我們就把全部希望寄托在中醫上面，每次都要開四個多小時的車去接李教授來家裡爲父親治病。服了中藥後，父親的情況有了些好轉，全家人似乎又看到了一線希望。現在父親已活過了兩個月，可是我們的心情仍然很沉重，都希望他能再活四個月，甚至更長的時間，因爲我的太太還有四個月就要生小孩。父親在他長長的病程裡似乎已經意識到了什麼，他說希望能見到他的第三代人。這也是我們的心願。

在父親的病程裡，我們都覺得十多年的慢性胃病沒有好好治療和休息是發展到今天結果的根本原因。從這個過程裡，我們才充分認識到慢性胃病不治療可能轉變爲胃癌這一可怕的後果。因此，平時注意治療像慢性胃病這樣的癌前病變，多注意身體的健康才是至關重要的。

第四節　肝癌

肝肝癌是常見的惡性腫瘤之一。B型肝炎病毒與原發性肝細胞癌有一致的、特異性的因果關係，七五～九〇%的肝細胞性肝癌可歸因於B型肝炎病毒，其它如酗酒、藥物、微生物毒素、肝硬化等也與肝癌的發生有關。原發性肝癌起病隱匿，早期乃至中、晚期的部分患者往往症狀不明顯，臨床表現不典型，一旦出現症狀體徵則病情進展較迅速。首發症狀主要有肝區痛、腹脹、食欲不振、乏力、消瘦、上腹部腫塊等，有的患者以消化道出血而就診。

肝癌的診斷主要靠肝功能檢查，AFP定性定量、CT、ECT、MRI和肝血管造影等手段。目前肝癌的治療仍以手術切除爲主要治療方法，不能手術者，可用肝動脈插管化療，肝動脈結紮，肝動脈栓塞療法以及中醫藥治療等。肝癌的預防以「防治肝炎、管糧防霉、改良飲水」爲中心。

一位原發性肝癌患者的心理歷程

我在二〇〇三年九月份的身體檢查中，先發現血液中的甲胎蛋白(AFP)竟高達2000ug／L，又經過B超，CT檢查和再次抽血檢驗，證實肝區出現了占位性病變，即是患了肝癌。

平時我喜歡看書，略有些醫學保健知識，知道了自己所患疾病的嚴重性。檢驗結果出來時，腦子裡「轟」的一聲，整個人都呆了，腿也發軟，忙在醫院裡找張椅子坐下，把化驗單看了又看，不斷地問自己「這是眞的嗎?這是眞的嗎?」接下來的幾天裡，人就像懸浮在空中似的，一下子就老了十歲，也不想見任何人，陷入在一個自我封閉的怪圈裡，覺得自己是世界上最不幸的人，眞是好可惜，好可憐啊。那幾日，占據腦子的是「肝癌!肝癌!」，這兩個字總在我眼前，怎麼也趕不走，抹不去。

我明白目前醫學上還沒有弄清楚癌病的成因，也未研究出確切的、特異的療法和藥物可以根治癌症，得了癌症就意味著死亡即將來臨。而我才35歲，正值壯年，有一個很好的家庭，可愛的兒子，年輕貌美的太太和一份很不錯的工作。雖然人生道路上有很多困難，佈滿荆棘，但世界也是多彩多姿的，我還留戀著人世間。「總不能坐著等死呀！」經過一番激烈、複雜的思考，人逐漸冷靜下來，就將這一不幸的消息告訴了家人和朋友。親友們不斷地鼓勵我要勇敢地面對現實，以喚起我的信心和鬥志與病魔作爭戰。於是，我就拿著檢查結果諮詢中醫主任，外科教授。明白了目前治療肝癌較好的手段是手術切除。我聽從了醫生，教授的建議，在〇三年十一月做了第一次手術，手術後還接受了化療以及中醫中藥的綜合治療。

雖然在治療過程中肉體上經受了很多痛苦，思想上也時時受到病情復發的困擾，但心理上卻是坦然了許多，因爲世界上很多事情都是人必須要面對的，不可選擇的，人生老病死的自然規律是不以人的意志爲轉移的。有了這樣的認識，對於癌症的復發，也就沒有初得病時的那種驚惶、緊張和茫然不知所措的感覺。

〇四年五月，癌症復發，我首先想到的是找醫生，接下來在九月份做了第二次手術。後來在〇五年五月，在複查中又發現甲胎蛋白(AFP)升高到190ug／L，肝動脈造影也發現肝內異常。面臨自己的是又一次考驗，也寄希望於科學家、醫學家、醫生們能早日研究出有效的辦法將腫瘤控制住，消滅掉。我自己也會積極地配合治療，爭取成爲一個成功治癒癌症的病例。

第五節　大腸癌

大腸癌包括結腸癌和直腸肛管癌，是常見的惡性腫瘤之一。通常認爲大腸癌與食用高脂肪低纖維食物以及生活環境，結腸息肉，慢性結腸炎等有關係。大腸癌的臨床表現主要有大便次數的增多，大便帶血或粘液，腹痛，腹瀉，便秘或兩者交替出現，大便墜脹或排便不盡感以及全身乏力，體重減輕，貧血等。

大腸癌的診斷以直腸指檢和內窺鏡的檢查最爲重要，鋇劑灌腸X光檢查亦是診斷大腸癌的有效手段之一。手術切除是大腸癌的主要治療方法，放療和化療可作爲手術前、手術中或手術後的輔助性治療。對大腸癌的治療其療效相當高，若能早期發現，五年存活率可達百分之九十以上，因此，患大腸癌後，患者不必過於悲觀。養成良好的飲食習慣，合理安排膳食，避免情緒刺激仍是大腸癌的預防之道。

一位大腸癌併肺癌患者的心理歷程

沈女士是廣東省銀行的幹部，性格開朗，樂於助人，在單位裏兼管工會工作，是大家公認的好幹部。就是這樣一位工作能力強，關心員工、體貼員工的大好人，卻是位大腸癌和肺癌二重癌症病患者。

沈女士說，六年前她偶然發現大便時有血絲，開始時並未在意，這種現象持續了差不多一個月，才覺得不對勁，去附近的醫學院檢查，因爲病人很多，醫生沒有仔細檢查，說是痔瘡，開了口服藥片和浸洗液。又過了一個月，出血時隱時現，並有大便習慣的改變，每天增加到二至三次，有時還有腹部不舒服的感覺。因爲一直覺得自己身體很好，還是文康活動愛好者，所以，並未引起特別的重視。再去醫院檢查時，已是發病後的第三個月，這次醫生進行了直腸指檢和結腸鏡的檢查，發現結腸上長了一個2cm大小的腫瘤，活檢報告爲「結腸癌」。但她怎麼也不相信這會是眞的。癌症對於沈女士來說並不陌生，單位上也有幾位癌症患者，作爲工會領導，她常去探望、安慰、鼓勵他們，每次看到他們，她都覺得內心特別難受，他們是被「判了死刑的可憐人」。

而現在這種不幸的事情卻落到了自己頭上。「是不是搞錯了？」又請了有名的專家、教授會診，結果仍被證實是事實。腦子裏經常出現那幾位癌症病人的模樣，沒想到現在自己也和他們一樣，隨時有可能離開這個世界，離開丈夫和兒子，內心害怕極了。

還是較沉着老練的丈夫先冷靜下來，既然已是事實，害怕又有什麼用呢？還是按醫生說的做吧。於是沈女士住進醫院並進行了手術切除，術後化療，化療期間噁心、嘔吐、頭髮脫落、指甲變黑、全身軟弱無力，眞有度日如年的感覺，好在丈夫全力支持和單位上司、同事們的關心，使沈女士終於度過難關。

經過了這一生死關頭之後，她覺得生命更加寶貴，更珍惜每一天的時光。在身體恢復後又回到了工作崗位，爲了報答單位上司和同事們在病中的關懷，她更忘我的工作，更加眞誠地對待每一位同事和朋友。丈夫常說她是工作狂，不要命。

六年來，她每年都要到醫院複查一至二次，結果並未發現異常，腸癌的陰影已慢慢地散去。直到一〇年六月感到咽喉不適，飢餓感明顯，先去看中醫，均了幾劑中藥後有好轉。十月份開始咳嗽，自己服了西藥無效，又轉來服中藥。十一月份咳嗽加重，照了X光胸片，發現右肺上有佔位病灶。沈女士說，因爲有了第一次的經驗，這次的心理反而沒有第一次那麼緊張，但仍常有悲觀的情緒表現。佔位性病灶的性質不明，醫生要求做「剖胸探查」。對於手術，眞是心有餘悸。就手術還是不手術的問題，心裏矛盾了許久，丈夫還專門去請教了許多名醫專家，結果都認爲還是手術好，如果保守治療效果不理想，反而遺憾。於是，沈女士再次被推上了手術台，於二〇〇年十一月十八日進行「右肺腫塊切除」。她說，爲了減輕內心的恐懼，術前盡量保持平靜，和醫生、護士開玩笑。

剖胸探查的結果「肺疤痕腺癌，惡性度不高」。一個月後又進行化療，因一直服中藥調理，這次化療副反應減輕了許多，化療結束，沈女士出院回家療養。

噩夢終於過去，好像是第一次回家一樣，感覺到家裏的一切都是那麼美好，那麼溫馨，窗簾、椅子、床鋪似乎比以前可愛了許多，對家裏的每一件小飾物都愛不釋手。她說，好不容易兩次從死亡線上掙脫出來，今後一定要好好享受生命的快樂。在兩次和癌症的殊死搏鬥中取得勝利，與丈夫的精心護理，日夜陪伴密不可分，對「患難與共」有了更深的體驗。

第六節　肺癌

肺癌是胸部最常見的惡性腫瘤，與抽菸、大氣污染以及肺結核、慢性支氣管炎等肺部慢性病患有明顯的關係。依臨床統計，晚期肺癌患者的五年存活率不到百分之十。吸菸者年齡在四十五歲以上者，最好每年都做胸部X光和痰的檢查。肺癌患者早期症狀大都不明顯，部份患者甚至無任何症狀，僅在X光健康檢查時發現。比較常見的症狀有咳嗽、咯血或血痰、胸痛、氣急或發熱。少部份患者不一定有呼吸系統症狀，僅是體重減輕、疲倦、消瘦、貧血等。統計資料表明，80～85%的病人在第一次就診時肺癌病變已屬晚期，失去治癒機會，因此，早期發現對於提高肺癌的治癒率尤爲重要。

肺癌的診斷主要依據胸部X光檢查，CT掃描，脫落細胞學檢查或者纖維支氣管鏡檢查等。肺癌的治療仍首選手術切除合併放療，合理選用化學藥物可以提高療效。少抽菸，避免空氣污染仍是預防肺癌的不二法寶。

一位肺癌患者的心理歷程

羅院長是廣州某醫院的外科專家，不知有多少患者從他那把小小的手術刀下重新獲得了生命的機會。五十六歲，正是人生的黃金時期，事業的成就，家庭的幸福使他無憂無慮，高大的身材，寬寬的面膛，見人就笑，你怎麼也不會把他和晚期肺癌聯繫在一起。

作爲醫學專家的他，對自己近一年多來偶爾胸悶、咳嗽的現象並未引起重視，只認爲是工作繁忙的原故。自己一向身體健康，不會有什麼大問題！在他的心目中只有醫院、科研、病人，怎麼也不會把自己和癌症這個概念聯繫在一起。

最近一個多月來，咳嗽加重了，做了幾十年護士工作的妻子一面給他服抗生素、止咳藥，一面催促他去檢查，但工作太忙使他實在無暇顧及自己。

一年一度的科技人員體檢終於來了，心電圖、腹部B超、血液檢查，一樣樣地都過了關，只剩胸部X光影片，放射科醫師在讀片時發現院長X光片上顯示右肺佔位性病灶，進一步的CT、MRI檢查，證實了病灶的存在。且這種檢查他不知曾爲多少病人做過，自然明白其中原因。因爲腫塊性質不明，醫院建議立即剖胸探查，他同意了。

他曾治療過成千上萬個病人，這次眞輪到自己了。雖然表面上他很鎭靜，而內心卻很不平靜，幾乎整夜輾轉反側，不能成眠，一夜之間似乎老了十幾歲，消瘦了許多。他妻子說，雖然他極力做出很輕鬆的樣子，反而安慰家人和朋友，但她明白他的痛苦，他的壓力。癌症的治療手段他淸淸楚楚，目前國內、外都還處於探索階段，自己怎麼就能倖免？

手術開胸後發現癌已擴散轉移，未切除又縫上了，醫生把這一情況告訴了妻子，但對他本人卻說已全部切除。接下來的放療、化療他都默默地接受了，各種毒副反應也極力的忍受着。爲了綜合治療，醫院請我們會診。

一踏進院長的病房，他立即從病床上坐了起來，眼睛燃燒着希望之火，筆直地射向我們，是那麼誠懇，那麼急切。病史、檢查，他配合得相當默契，就像一個非常合作的普通病者。他妻子悄悄告訴我們，以前他並不相信中醫，病後他自己卻一直在看中醫有關書籍，並把希望都寄託在中醫上面了。從早晨到我們到達前短短的幾個小時內，他已多次地叨念着、盼望着我們的到來，還一次次地去門口張望。

以後每周一次的會診使我們和院長的接觸多了，他妻子說，每到會診的日子，他

Massage　　マッサージ　　마사지

腳底按摩+頭.肩.頸+精油沐足

Foot Massage+ Head,Shoulder,Neck(Half Body Massage) +Essential Oil Foot

足裏マッサージ+頭, 肩, 首 (半身マッサージ)+足湯(발마사지+머리,어깨,목(반신 마사지)+족탕)

01 **頭, 肩, 頸** 10min 200元
Head,Shoulder,Neck
頭,肩,首(머리,어깨,목)

02 **腳底按摩 + 精油沐足10min** 40min 399元
Foot Massage+Essential Oil Foot
足裏マッサージ+足湯(발마사지+족탕)

03 **腳底按摩 + 頭, 肩, 頸 + 精油沐足10min** 50min 499元
Foot Massage+ Head,Shoulder,Neck+Essential Oil Foot
足裏マッサージ+頭,肩,首+足湯(발마사지+머리,어깨,목+족탕)

04 **腳底按摩 + 頭, 肩, 頸 (含半身按摩) + 精油沐足10min.** . . 70min 799元
Foot Massage+ Head,Shoulder,Neck(Half Body Massage) +Essential Oil Foot
足裏マッサージ+頭,肩,首(半身マッサージ) +足湯(발마사지+머리,어깨,목(반신 마사지)+족탕)

05 **腳底按摩 + 全身按摩 + 精油沐足10min.** 100min 1300元
Foot Massage+ Body Massage+Essential Oil Foot
足裏マッサージ+全身マッサージ+足湯(발마사지+전신 마사지+족탕)

06 **腳底按摩 + 全身按摩 + 精油沐足10min.** 130min 1600元
Foot Massage+ Body Massage+Essential Oil Foot
足裏マッサージ+全身マッサージ+足湯(발마사지+전신 마사지+족탕)

07 **全身按摩 + 精油沐足10min** 70min 799元
Body Massage+Essential Oil Foot
全身マッサージ+足湯(전신 마사지+족탕)

08 **淨腸 (油推肚子)** 40min 800元
Net Intestinal(Oil Pushing Stomach)
オイルでお腹をマッサージ(배 마사지)

09 **修腳皮 ／ 修指甲** .... 各一回 / Once 500元
Pedicure Skin/Manicure
足の角質とり/足つめ切り(발각 질 제 거)

就早早地盼望着，就像盼「救星」一樣。由於增加了中醫藥的治療、化療、放療的副反應減輕了許多（醫務處主任告訴我們，X片光上，病灶已有縮小）。自己的親身體驗，使一個西醫外科專家加深了對中醫藥的認識。是不是可以這樣說，駕輕就熟是每個人的本性，只有在實實在在走投無路的情況下，才會向別的領域邁進。

院長說，從自己親身的經歷認識到，中西醫結合可以提高中、晚期腫瘤的療效，對於早期腫瘤，效果可能會更好。

第七節　乳腺癌

乳腺癌是女性發病率最高的惡性腫瘤之一，大多數發生在40～60歲絕經前後的婦女，男性乳癌少見。許多資料證明，雌激素的活性，孕酮量低下對乳癌的發生有一定的作用。百分之八十的乳癌係經由患者自我觸摸發現，因此婦女實施乳房自我檢查是早期發現乳癌的有效辨法。此外，四十歲以上婦女應至少每兩年進行一次乳癌X光檢查。無痛、單發、質硬的小腫塊是乳癌的早期表現。乳癌長大侵及乳腺懸韌帶時、牽拉乳頭，及之凹陷。繼續發展，可形成潰瘍或同側腋窩淋巴結腫大、變硬，癌腫與皮膚廣泛粘連，皮膚水腫而使局部皮膚呈「橘皮樣」外形。患者還可出現貧血、惡病質等全身反應。

乳癌的確診主要是針吸或手術取活組織檢查。每個期的乳癌治療方式均不相同，根據不同的情況，可進行單純乳房切除，根治性切除，擴大根治術和改良根治術以及結合化療、放療和中醫藥治療。

一位乳腺癌患者的心理歷程

我在公司財務部擔任出納員，九年前因右側乳腺癌做了右乳腺切除及腋窩淋巴結清掃術。對癌症的恐懼和失去一隻乳房的心理障礙，至今才得以慢慢平靜。

二〇〇〇年十二月，我總覺得右側乳房墜脹不舒服，並偶爾隱隱的疼痛，自行觸摸時發現右乳外側有一個二公分大小的硬塊。由於當時對於癌症知識的缺乏，身體又一向很好，還是公司文康活動的愛好者，心裏連癌症這個概念都沒有。當時又年終結算，工作特別忙，經常要加班工作，沒把乳腺腫塊這件事情放在心上，等工作忙過，又是春節來臨，家裏內外的事情特別多。這一耽誤，病情有了進展，到〇三年三月份時，原來的硬塊似乎又長大了許多，同事和朋友中也有患乳腺增生病的，我想自己也可能是這一類病吧，心理上仍未特別重視它。直到三月末才抽時間去醫院檢查，醫生說這腫塊可疑，最好取活檢，如果是惡性的要盡早治療。聽了醫生的話，我才覺得事情的嚴重性，但仍不相信會是惡性的，而心情卻怎麼也平靜不了。回家和丈夫商量，他立刻緊張起來。反覆考慮的結果，決定去華西醫大複查，那裏是本地區醫療技術和設備最完善的地方，如果是惡性的，就在那裏治療，良性也就放心了。

第二天，我和丈夫專程去華西醫大附屬一院，醫生仍說要取活檢，看來病情眞的嚴重了，既然來了，就要弄個明白。醫生在我乳腺上取下一小塊組織做病理切片檢查，並說報告要三天後才能出來，讓我們等待。這三天眞有度日如年的感覺，心情非常矛盾，想知道結果，又怕知道結果，盼望報告早日出來，又怕報告出來，覺得是惡性的，又認爲不可能……就這樣在肯定與否定之間反反覆覆地爭戰了許多許多次。好不容易三天過去，到了取報告的日子，我自己卻不敢到醫院裏去，讓丈夫去取。丈夫回來時，看他那沈重的脚步和毫無表情的面孔，就已意識到情況不妙，他一句話不說，我也不敢開口，眞怕面對這殘酷的事實。最後還是他先說：「我又找了醫生，說要立即手術，越早越好。」

證實了是癌症，心情反而輕鬆了許多，剩下來的就是如何面對現實。對於醫學這門古老而又深奧的學科，我們都是外行，現在要做的就是積極配合醫生進行治療。4月10日上午，我被推進了手術室，生平第一次進手術室，心裏的恐懼自不待言，又有無可奈何之感，自己一再對自己說，生死就這一次了，什麼也別多想，想也沒有用。

醫生上了麻醉藥後，我漸漸睡過去了，等到醒來已是晚上。除了傷口鑽心的疼痛外，第一個反應就是我再也沒有右乳了。手術前只想盡快把癌塊拿掉，沒有想到自己將永遠成爲殘缺人這一事實，失去了一隻乳房，作爲一個女性來說就是不完美的。雖然家人和朋友一再安慰，保住了性命就已是不幸中的大幸，但自己內心總有一種失落感，好像自己永遠比別的女人矮一截似的。後來有好長一段時間，我都不願意出門，特別不願意過夏天，一見到別的女性，自己就會悄悄的難過好久，甚至責怪醫生，難道就沒有別的治癌方法嗎？

爲了鞏固治療，手術後又進行了半年的化療，噁心、嘔吐、頭髮脫落、指甲變黑、全身無力等副反應再度讓我心灰意冷，情緒又數度跌入低谷。但一想到在這之前已經忍受的精神上和肉體上巨大痛苦，又咬牙堅持了過來。

現在我才明白，人們懼怕癌症，其實並不是懼怕癌症本身，而是對癌症治療過程的痛苦以及帶來的後遺症實在難以忍受。經歷了這一生死考驗，似乎世界上任何困難都不再害怕了，不管任何事，如果是事實，就不用害怕，只要坦然地接受它，一切艱難困苦都會過去的。

第八節　腎癌

腎癌佔腎腫瘤的80～85%，其病因可能與化學工業致癌物質及病毒感染有關。血尿是腎癌最明顯的症狀，只要稍加注意就可早期發現。而腰痛、腹部包塊和血尿幾乎是傳統腎癌的三大症狀。此外，病人出現貧血、發燒、肝功能異常、紅血球增多。腎癌亦會造成高血鈣症，病人容易倦怠、虛弱、體重下降等症狀。

腎癌的診斷方式主要是腎靜脈腎盂造影、B超及CT檢查有助於腎癌的診斷和鑑別診斷。目前醫療界仍以手術切除腫瘤爲治癒的唯一辦法，晚期患者可用免疫、化療、放療以及中醫藥等方法治療。避免吸菸，接觸化學性致癌物和預防病毒感染有助於防止腎癌的發生。

一位腎癌患者的故事

吳教授在五年前因腎癌切除了左腎，五年來癌細胞已轉移到右腎、肝、肺、左鎖骨淋巴結、左髂骨和第十二胸椎，但她並未屈服，在和癌症的爭戰過程中，譜寫了一曲感人肺腑的新歌。

吳教授是華南理工大學的物理學教授，今年六十四歲。二〇〇六年九月底突見血尿，經中山醫科大學附一院腎內、外科確診爲左腎癌。十月二十三日經泌尿外科專家梅教授主刀切除左腎。二〇〇七年十一月，左鎖骨內側腫大劇痛，左上肢活動受限，到腫瘤醫院進行放療，放療後腫塊消失，疼痛減輕，左手能活動，並服中藥治療。二〇〇八年一月，癌細胞轉移到右腎、肺部和左髂骨，又去腫瘤醫院化療，共五個療程，化療對阻滯癌細胞發展有了一定效果，但不能長期控制。九月以後，左髂骨處明顯腫大、疼痛。二〇〇九年十二月在進行免疫製劑治療的同時，又進行放療，並發現有肝轉移。二〇一〇年八月，癌細胞轉移到第十二胸椎。五年來，癌細胞已侵襲了吳教授的多個重要臟器和部位，在癌細胞肆意侵嗜吳教授機體的過程中，她並沒有屈服，五年來的艱苦歷程不僅使她變得更堅強，更勇敢，同時也使她更珍惜每分每秒的生命。

吳教授說，在癌症的初期，思想上、情緒上、心理上也曾受到沈重的打擊、恐懼、猶豫、徬徨、焦慮了許久。隨着病程的延長，自己才不得不清醒過來正視現實，生命對於已過六十歲的癌症病人來說應該是多麼的寶貴！想着自己多年來致力於的科研事業和理工大學數以千計而求知欲望非常強烈的學生，無論如何應該再艱難的站起來。於是，在治療間隙，她毅然決然地坐着輪椅進了實驗室，並着手撰寫著作。五年來無數次的進出醫院，癌症的疼痛、發熱、全身乏力以及噁心嘔吐等都沒有動搖她的信心和決心，住院時就在病床上繼續工作。她說，工作可以減輕心中對於癌症的恐懼，分散對病情的注意力，同時使自己內心更充實。因癌細胞早已侵襲了脊椎和左髂骨，雙下肢活動受限，只能以輪椅代替雙腿。白天，同是理工大學教授的丈夫要上班，兒子遠在美國，常常家中就教授自己，因行動不便，曾多次從輪椅上摔下來，自己無法起來，就乾脆趴在地上工作。經過五年的艱苦奮鬥，科研項目終於有了結果，撰寫的著作也出版了。吳教授說：「只要癌細胞不侵蝕我的腦和心臟，我就可以繼續工作」。

教授堅毅的眼神中閃爍着對未來的希望。她與癌症的爭戰精神，令我們深受感動。每次爲她診完病，心靈上都要受到強烈的震動。

腫瘤工作者以及醫務工作者該是多麼任重而道遠！

第九節　膀胱癌

膀胱癌在男生泌尿殖系腫瘤中最爲常見。目前已知β—萘胺、聯苯胺、4—氨基雙聯苯等是膀胱癌的致癌物質，吸菸也與膀胱癌有關係。膀胱癌多爲無痛性血尿，小便時疼痛，小腹痛以及尿頻，尿急等，和膀胱炎的症狀類似，到晚期有嚴重貧血、浮腫、下腹巨大腫塊等。

膀胱鏡檢查是診斷膀胱癌的重要檢查手段，膀胱造影以及尿液脫落細胞學檢查也是用於膀胱癌的診斷方法。對膀胱癌的治療首選手術治療，手術前手術後放療或化療可提高治療效果。膀胱癌的活癒率較高，但極容易復發。戒菸和避免接觸致癌性化學物質是預防膀胱癌的關鍵。

一位膀胱癌患者的心理歷程

余先生是廣東一家工廠的工程師，不幸在二年前患了膀胱癌，在手術、化療以及免疫治療過程中，從消沉、認命、知命到惜命一路艱辛的走了過來，也更深刻地認識到夫妻患難與共的無價愛情，他認爲癌症使他有機會對生命重新作一番省思，也使他能重拾過去因工作繁忙無法享受的天倫親情，從另一個角度來說，或許是塞翁失馬，焉知非福吧。

四十六歲的余先生畢業於中山大學物理系，對電子學唯情有獨鍾，從走出校門到病前，一直是廠裏技術人員中的佼佼者。中國改革開放以後，電子市場十分活躍，余先生常常夜以繼日，工作再工作，無暇顧及其它。後來他說，以前的忘我工作，不注意休息，也可能是後來發生膀胱癌的原因之一。

二〇〇二年末，余先生小便時有疼痛、灼熱感，到醫院開了一些抗生素服下，症狀減輕後就沒再治療。一個月後，上面症狀又再複發，還有明顯的血尿，醫生懷疑爲「尿路結石」，作了X光攝片，未發現有結石。血尿越來越明顯，最後已有血塊排出，經膀胱鏡檢查，發現膀胱三角區長了一個一・五公分大的異物，活檢報告爲癌。原來腫瘤才是「罪魁禍首」。

對於事業正蒸蒸日上的余先生來說，這眞是晴天霹靂，像世界末日般覺得沒有明天，頭腦裏一片空白，想着還在念中學的兒子以及年輕的太太，還有自己多年來苦心經營的事業，在這一霎那間就要化爲烏有，心中十分悲哀。

目前膀胱癌的治療由於其病因病理複雜，治療措施也多種多樣。根據余先生的情況，屬於II期病者還是選擇手術切除後再行化療。手術與否在余先生及其家人心中也猶豫了很久，最後還是服從醫生的決定。二〇〇三年一月，余先生在妻子及親朋的鼓勵下勇敢地上了手術台，切除了部分膀胱。接下來的日子自然也是痛苦而艱辛的，好在有妻子精心照料和懂事的兒子的鼓舞，使他慢慢恢復過來。

手術及化療的痛苦剛剛過去，厄運又再次降臨到余先生頭上。一年後腫瘤復發，連排尿都困難了，這次的檢查發現腫瘤布滿了剩餘膀胱的三分之一，使他心灰極了，不解爲何別人眼中容易的事，對他卻是如此的不容易。隨後進行的多次化學藥物膀胱灌注，其中的痛苦自是苦不堪言。不料七個月後，腫瘤再度復發，在進行化療藥膀胱灌注的同時，他開始來服中藥。

余先生說，經過反反覆覆的幾度復發，從前的心理恐慌和悲哀已經逝去，人都要面對現實，比起發病就死亡的其它癌症患者來說，自己還算幸運。雖然腫瘤幾度復發，在治療過程中也吃了不少苦頭，但現在還未發現遠處轉移，只要活着就有被治癒的希望。病前日夜忙於工作，對妻子和兒子很少陪伴，病後與他們日夜相處，心底裏突然感到除了事業外，家庭生活也是極其美好的。

也許腫瘤還會再次復發或轉移，余先生心裏已有準備，他形容自己是與時間賽跑的人。認識到從前自憐自艾的心情遠比自己生病更嚴重。他覺悟了，面對一個重新的人生，生活態度也做了一百八十度的大轉彎。現在除了積極配合醫生的治療外，還從多方面保健自己。面對現實，心情平靜，也充滿希望和勇氣，對周圍的人和事也更加寬恕與感激，且對未來也充滿着憧憬。他說，或許有朝一日還能再回到他的工作崗位，只是不會像以前一樣日夜不分，他寧可多花時間與家人相處，因為親情的鼓舞使他發現了生命的寶貴。

第十節　白血病

白血病俗稱血癌，是由骨髓不正常造血所致。病因至今尚未明確，可能與某些藥品、化學物質，病毒及電離輻射有關。不明原因的發熱、出血和進行性貧血是白血病較典型的症狀，而同時有淋巴結或肝脾腫大者應及早做血液檢查。在白血病病人中，兒童多患急性淋巴細胞性白血病，成人則以急、慢性骨髓性白血病爲主。

白血病的診斷主要靠外周血液和骨髓穿刺檢驗。白血病的治療以化療爲主要治療方法。中醫中藥也不失爲一條有效的治療途徑。兒童白血病化療後應再施以中樞神經系統的放療，成人白血病可進一步做骨髓移植。白血病的預防應盡量避免電離輻射以及有關的藥物、化學物質和病毒感染。

一位白血病患者的心理歷程

梁先生是一位二十八歲的英籍華人，現在常常笑容滿面，神采飛揚。過去的朋友都覺得他好像換了一個人似的。對於剛剛從白血病化療的艱辛歷程中緩過勁的梁先生來說，這種笑容來得多麼不容易。他說，相當珍惜現在的生命，勿須再受化療的痛苦，可以自由自在的生活，怎不令他開心滿懷呢。

梁先生久居英國，二〇〇四年三月因脾大，消瘦，全身無力去醫院檢查，他驗血檢查時發現白血球異常增高，經骨髓穿刺證實爲「急性粒細胞性白血病」，住進英國某醫院進行化學治療後緩解。醫院醫生建議梁先生進行骨髓移植手術。但梁先生和太太反覆考慮後，認爲還是先尋求保守療法，萬不得以再進行骨髓移植。因此，出院後一面服化療藥物維持治療，一面尋求各種白血病的治療辦法。化療期間的噁心、嘔吐、全身無力、食欲不振、頭髮脫落以及舌頭上出現黑斑等毒、副反應弄得梁先生非常痛苦，化療藥物又不能間斷，曾數次試圖停藥，但每次停藥不到一周，白血球就會迅速升高。對於疾病的折磨，梁先生已想妥協，但一想到還不到一歲的兒子和年輕美麗的太太，又咬牙堅持住。白血病病人雖然外表像正常人，但內心時刻有危機感，永遠不能給別人以承諾。直到二〇〇四年九月，香港報刊介紹李教授治癌經驗，在香港的家人看到後才告訴梁先生來香港治病。

經李教授診視後，用他研製的抗癌中藥進行治療，開始的二周，一面服中藥，一面還服化療藥，二周後化療藥減少一半，一個月後完全停服化療藥，僅服中藥。脾大及血液檢查的結果竟都在正常範圍，並且噁心、嘔吐、頭髮脫落的副反應消失，食欲增加，體重增加了三磅，體力也恢復了許多。這大大加強了梁先生的治療信心，笑容又慢慢溢上了梁先生的面孔，家裏也重新有了歡笑聲。用中藥治療九個多月來，梁先生的病情一直很穩定，各種檢查都屬正常，現在只需每兩個月從英國來香港一次，讓李教授診視即可。

梁先生說，用中藥治療後，免去了化療的痛苦以及做骨髓移植所要承擔的危險。作爲華人，但久居國外，對中醫這門古老而又獨特的科學不甚了解，開始來接受治療也是因爲走投無路而半信半疑，九個月來竟有這麼好的療效眞是出人意料。做爲炎黃子孫而對自己祖國的科學技術竟然如此陌生，眞感到羞愧，今後要用自己的親身經歷把中國醫藥介紹到世界上爲更多人服務而努力。

第十一節　胰腺癌

胰腺癌爲主要的內臟實體瘤。其發病主要爲四十歲以上的人，男性較女性多二至四倍，但最小的發病者年僅十一歲。胰腺癌的病因至今尚未明瞭，可能與吸菸、飲酒、長期過量攝入脂肪、咖啡等有關。胰腺癌發病隱匿，但病情進展迅速，病程初期若無黃疸，常無陽性體徵。胰腺癌常見的症狀有體重減輕、乏力、納差，上腹疼痛或黃疸，尚有噁心嘔吐，腰背部痛、嘔血、黑便等。

胰腺癌由於生長部位原因，現在又尚無特異性腫瘤定性檢查方法，因而早期診斷胰腺癌仍比較困難，臨床上主要靠B超、CT及ERCP、PTC、EUS等。胰腺癌的治療仍以手術切除爲首選治療方法，但實際上有約80%的患者在確診時已失去手術機會，因此仍以化學治療爲導向，放療同時應用亦可加強療效。胰腺癌的預防應避免長期攝入高脂飲食、戒菸戒酒，保持心情舒暢，避免不良的精神刺激和過度的情緒變動。

一位胰腺癌患者的心理歷程

最近，父親脖子上出現了好幾個腫塊，已連成一片了，不痛也不癢，去醫院檢查，經手術取了塊組織做病理切片，懷疑是癌症轉移，但又找不到原發病灶。

父親在軍隊工作了幾十年，去年才退休回家。黑黝的面孔，高大威武的身材，總是哈哈大笑，聲音很宏亮，根本看不出像個病人。

雖然還未確診，一向樂觀豁達的父親此刻心情並不平靜。革命幾十年，槍林彈雨都過來了，癌症怎麼會在自己結結實實的身體上出現？聽說癌症垮下來可快了，趁自己現在還能動，還是趕緊治療吧。詢問了好多醫生，又查了醫學書，到目前為止，對癌症的治療都沒有什麼好辦法。「不能就這樣倒下去」，他說。據說氣功可以治癌，因此父親專程從南京趕來北京學氣功和進一步檢查治療。

最近幾日，父親已開始出現低燒、並有上腹部疼痛，經北京某醫院檢查，已證實原發病灶在胰腺的尾部，並進一步確診了他頸部的腫塊是癌細胞的轉移。「淋巴廣泛轉移，手術已沒有實際意義，明天就開始化療、放療……」醫生對我們說，我們只好瞞着父親，盡量讓他少些痛苦，但父親似乎早已明白了一切。

軍人出身的父親爲了配合化療和放療，他每餐要吃三個大饅頭、喝兩杯牛奶，中間還要加餐，把家人送來的各種營養食品一律吃光。化療、放療使他經常噁心嘔吐，而吐完後又堅持吃東西。不論發燒使他多麼乏力，疼痛使他多麼難熬，他每天仍然堅持兩三次地出去散步。即使留給他的時間不多，他也要咬着牙與死神搏鬥到底。

父親的病情已經很重了，但他仍堅持每天去學氣功。在氣功學習班裏，父親見到了許許多多的癌症患者，肝癌、肺癌、腸癌、乳腺癌、白血病，形形色色的癌症應有盡有，他們和癌症的爭戰精神，更鼓舞了父親的鬥志。「我更有信心了，和它拚」他狠狠地咬着牙,神色十分莊重。「但腹部疼痛得很厲害,也許拚不了幾天了」轉而他又說。

父親終於熬過了化療、放療的日子，三個月來的發燒已退了，頸部腫塊已縮小變軟了，血液化驗也正常。父親興奮地說：「我活着，我活着，我還要活下去……」他終於活過了三個月，活過了六個月。他準備爲延長自己的生存期繼續苦鬥下去。

從父親的病程中，我們也覺悟了，癌症不等於死亡。從當初醫生宣布父親僅有三月，最多不到半年的生命就是例證。也印證了父親常講的「人生哲學就是一本鬥爭哲學，與天鬥其樂無窮，與地鬥其樂無窮」，那麼，與癌症鬥也是其樂無窮！

第十二節　皮膚癌

皮膚癌常見的有鱗狀細胞癌、基底細胞癌、皮膚原位癌等。皮膚癌的發生主要由於皮膚受到長期的慢性刺激如日光照射、接觸瀝青、煤焦油、摩擦以及慢性潰瘍、着色性乾皮病等所致。皮膚癌的主要表現形式是經久不癒的潰瘍、結節狀斑塊、疣狀損壞、濕疹樣變、菜花樣增殖等。

取活體組織作病理檢查以確診。皮膚癌容易患，也容易治癒。在癌細胞未轉移之前，可以手術切除原發病灶，且應達足夠深度。若癌細胞已侵犯到附近器官或有遠處轉移，則須使用放射治療或化學治療。防止皮膚癌的發生應避免長期的慢性刺激和防治Bowen病，增生性紅斑、老年性皮膚角化症、放射性和某些職業性慢性皮炎、潰瘍、色素性病變、瘢痕病變等皮膚疾患。

一位皮膚癌患者的心理歷程

長期在鄉下以種田爲業的羅明從小身體健朗，三十二歲未曾因病住過醫院，平時的傷風感冒只自己上山採些草藥煲湯喝了就會痊癒。三年前在他的左小腿上長了一個潰瘍的小傷口，羅明絲毫不以爲意，自己上山採了些草藥來敷，認爲它自己慢慢就會好，結果過了四個月，這個小傷口也沒有癒合，而且還漸漸地擴大。因它影響下地幹活，羅明不耐煩了才去醫院檢查，結果發現原來是皮膚癌。所幸的是，發現得早而無大礙。

羅明祖輩都是農民，他中學畢業後也回家子承父業。因有文化知識，對科學種田興趣濃厚，長期的日曬雨淋也練就了他健壯的體格，沒想到皮膚癌會侵襲自己，這是他始料未及的事。因爲長期的日光照射，和在莊稼地裏的慢性刺激，是發生皮膚癌的重要因素。這點被許多人都忽略了，特別是長年在野外作業的人，更應加強防護。

羅明說，三年前他的左小腿內側長了一個指頭大小的腫塊，又癢又痛，他很自然地聯想到被蚊、蟲叮咬之類，在鄉下長大又以種地爲業的他，這種碰傷擦傷、蚊蟲叮咬的事從沒少過，不用藥醫都會自動痊癒。因此，對左小腿的腫塊也認為沒有什麼「特別」，讓它自己好就可以了。但過了四個月，那個小腫塊不但沒好，反而從中心潰爛，出黃水，他自行上山採了些自認為應該有用的草藥搗爛敷上，結果還是不好，十分頑固，而且潰瘍漸漸擴大，又癢又痛，影響下地勞作，羅明不耐煩了，才到醫院檢查。醫生為他做了病理切片，結果是皮膚鱗狀細胞癌。由於發現得早，症狀較輕，只屬早期的癌症，醫生為他做了手術切除後，為避免細細胞轉移，又進行了局部放療和全身靜脈化療等方法。三個月後病情良好而出院，以後只需定期回醫院進行追蹤治療即可，至今他的情況都很好。

羅明在接受治療期間，情緒一直穩定，心情開朗，他說：「醫生總會有辦法的，就像我們莊稼人，你必須想盡辦法讓莊稼長得好，才會有好收成。」這也是他治療效果良好的原因。

癌症病人只要對自己及醫生有信心，治療和預後也應有益，也無需諱疾忌醫，只要積極配合醫生治療，自己再多注意保健，就可以長保健康。

主要參考書目

1.《黃帝內經》 公元前二二一年
2.《傷寒雜病論》 張機 公元一九六—二〇四年
3.《諸病源候論》 巢元方 公元六一〇年
4.《現代腫瘤學》 谷銑之 一九九三年
5.《醫學心理學》 李心天 一九九四年
6.《腫瘤臨症備要》 李岩 一九八〇年
7.《腫瘤病人自家療養》 李岩 一九八二年
8.《中國傳統康復醫學》 陳可冀等 一九八八年
9.《精神因素與癌症》 趙景芳 一九九一年
10.《實用臨床心理醫學》 忻志鵬 一九九三年
11.《醫學心理學》 徐俊冕等 一九九〇年
12.《心理與疾病》 鍾友彬 一九九三年

13. 《普通心理學》　彭聃玲　一九九一年
14. 《情緒調節治百病》　樂笑聲　一九九三年
15. 《諮詢心理學》　張人駿　一九八七年
16. 《實用管理心理學》　夏國新　一九九二年
17. 《ガンを治す大事典》（日）帶津良一　一九九一年
18. 《ガンに勝つ「食・息・動・考」強健法》（日）帶津良一　一九九二年
19. 《丹田呼吸健康法》（日）村木弘昌　一九九〇年
20. 《臨床心理學》　（美）D・P・薩庫索　R・M・卡普蘭　一九九三年
21. 《實驗心理學史》（美）E・G・波林　一九八二年

國家圖書館出版品預行編目(CIP)資料

治癌，從心開始：中西醫腫瘤防治心理錦囊 / 李岩
作 .-- 第一版 . -- 臺北市：樂果文化 , 2013.1
冊；　公分 . --（治癌中醫；5）
ISBN 978-986-5983-26-0(平裝).

1. 腫瘤 2. 預防醫學 3. 中西醫整合

417.8　　　　101025046

治癌中醫 05
治癌，從心開始—中西醫腫瘤防治心理錦囊

作　　者 / 李岩
編　　者 / 王艷玲、何其梅
責任編輯 / 廖為民
行銷企畫 / 張雅婷
封面設計 / 上承文化有限公司
內頁設計 / 上承文化有限公司

出　　版 / 樂果文化事業有限公司
讀者服務專線 /（02）2795-3656
劃撥帳號 / 50118837 號 樂果文化事業有限公司
印 刷 廠 / 卡樂彩色製版印刷有限公司
總 經 銷 / 紅螞蟻圖書有限公司
地　　址 / 台北市內湖區舊宗路二段 121 巷 19 號（紅螞蟻資訊大樓）
電話：（02）2795-3656
傳真：（02）2795-4100

2013 年 1 月第一版　定價 / 250 元　ISBN：978-986-5983-26-0